I0703082

Ricettario Bariatrico per la Manica Gastrica

Guida alla Dieta dopo l'intervento Chirurgico per la perdita di peso con 100+ Ricette sane e deliziose per aiutarti a prenderti cura del tuo nuovo stomaco

di

Carrie Shawn

SOMMARIO

INTRODUZIONE

Sottoporsi ad un intervento chirurgico non è solo una decisione difficile, ma anche un'esperienza spaventosa. Tuttavia, negli ultimi anni è diventato molto più diffuso. Congratulazioni enormi per la decisione di sottoporsi ad un intervento chirurgico per la perdita di peso. Per la maggior parte delle persone, non è sempre facile da prendere. Questo è un viaggio verso una nuova vita, un'opportunità per resettare la tua mente, il tuo corpo e il tuo stile di vita.
È possibile che alcune persone a te vicine abbiano criticato la tua scelta o consigliato alternative che erano strategie più tradizionali per perdere peso e migliorare la salute. Tuttavia, l'intervento chirurgico sembrava essere la soluzione migliore, come concordato dal medico.

Questo libro risolverà tutte le tue preoccupazioni e ti fornirà tutti gli strumenti di cui hai bisogno, da come prepararti per l'intervento, al cibo da mangiare prima e dopo l'intervento, le sfide post-operatorie e come risolverle, le domande e le risposte più frequenti.

È incluso anche uno strumento di pianificazione dei pasti, una lista della spesa e diverse ricette appetitose (colazione, contorni e spuntini, frullati, insalate, zuppe e brodi e cena).

Perdere peso è il primo passo, ma mantenerlo è la vittoria più grande, quindi preparati a lavorare per mantenere uno stile di vita sano.

CAPITOLO 1: Storia e andamento del manicotto gastrico

Il manicotto gastrico era inizialmente la parte restrittiva della procedura di switch duodenale di diversione biliopancreatica. Successivamente, il manicotto gastrico è diventato la fase iniziale dell'intervento per i pazienti altamente obesi sottoposti a intervento di switch duodenale per ridurre i rischi perioperatori. Dopo l'intervento chirurgico di manica gastrica, alcuni pazienti hanno ridotto il peso abbastanza da rinunciare all'intervento di switch duodenale di seconda fase. Come risultato di questi risultati, i chirurghi bariatrici hanno considerato la chirurgia della manica gastrica come un'operazione a sé stante. Nel 2000 è stata eseguita la prima manica gastrica laparoscopica.

Il numero di interventi chirurgici di manica gastrica è praticamente raddoppiato ogni anno negli ultimi dieci anni. I trattamenti con manicotto gastrico rappresentano ora più della metà di tutti gli interventi bariatrici eseguiti.

1.1 Cos'è la chirurgia della manica gastrica

La Gastric Sleeve Surgery (o Vertical Sleeve Gastrectomy) è un intervento chirurgico finalizzato alla perdita di peso. In questa procedura bariatrica viene rimosso il 75-80% dello stomaco lasciando un nuovo stomaco a forma di banana di circa il 20-25% del volume originale.
Di conseguenza, le persone si sentono sazie molto più velocemente e hanno meno fame a causa dei cambiamenti ormonali derivanti dalla minore secrezione dell'ormone della fame. La chirurgia gastrica agisce anche aumentando la motilità dello stomaco, aiutando il cibo a fluire più rapidamente attraverso lo stomaco e l'intestino. Le persone che cercano scelte di perdita di peso estreme optano sempre più per la procedura.

1.2 Vantaggi della chirurgia della manica gastrica

L'importanza della chirurgia della manica gastrica non può essere sottovalutata, di seguito sono elencati alcuni dei vantaggi.

1. Perdita di peso
In media, i pazienti perdono circa il 60-70% del loro peso extra entro 12-18 mesi

2. Remissione a lungo termine per il diabete di tipo 2

In uno studio, la chirurgia bariatrica determina una remissione a lungo termine del diabete di tipo 2. I risultati di questo studio suggeriscono che l'operazione è di grande beneficio per gli individui obesi con diabete di tipo 2, poiché quasi tutti i pazienti rimangono senza insulina per almeno tre anni dopo l'intervento.

3. Miglioramento della salute cardiovascolare

Il rischio di una persona di malattia coronarica, ictus e malattia cardiaca periferica è ridotto dopo un intervento chirurgico per la perdita di peso. Dopo l'intervento chirurgico, i livelli di pressione sanguigna e colesterolo possono tornare alla normalità o quasi, riducendo questi rischi e migliorando la salute generale.

4. La depressione è alleviata

A causa della scarsa immagine corporea e dello stigma sociale, molte persone obese sono depresse. Anche i giovani in sovrappeso hanno difficoltà a impegnarsi in attività che normalmente potrebbero piacere, il che porta all'isolamento sociale e all'infelicità. La salute emotiva di queste persone migliora se perdono peso.

5. Mortalità

Uno studio canadese ha dimostrato che la chirurgia bariatrica ha comportato una riduzione della mortalità dell'89%.

6. Sollievo dal dolore articolare

L'eccesso di peso sottopone molto stress alle articolazioni che sostengono il peso, il che può portare a dolore persistente e deterioramento articolare. La chirurgia bariatrica determina una perdita di peso a lungo termine, che diminuisce la tensione articolare e spesso consente alle persone di smettere di usare farmaci antidolorifici e di sperimentare una mobilità notevolmente maggiore.

CAPITOLO 2: Preparazione per l'intervento chirurgico

Nelle settimane precedenti l'operazione, lavorerai a stretto contatto con il tuo chirurgo. Il completamento di una valutazione sanitaria è uno degli argomenti che esploreranno, verranno poste domande riguardanti l'anamnesi chirurgica, i farmaci e la storia medica, verranno eseguiti esami del sangue, radiografie ed un ECG e verrà messa insieme una dieta pre-operatoria.

I candidati che sono ben preparati e impegnati a seguire la dieta solida e liquida prescritta dal chirurgo prima dell'intervento di manica gastrica dovrebbero aspettarsi di perdere più peso.

2.1 Importanti consigli preoperatori

Di seguito sono riportati alcuni suggerimenti e raccomandazioni utili per aiutarti a prepararti per l'intervento chirurgico e ad avere successivamente un percorso bariatrico di successo.

➢ **Preparazione alla salute mentale**

È importante che tu sia mentalmente pronto e preparato per ciò che il tuo corpo dovrà affrontare. Se non sei sicuro di essere pronto, visita uno psicologo per aiutarti.

➢ **Dieta preoperatoria**

Prima dell'intervento chirurgico, è necessario seguire una dieta preoperatoria. Per almeno due settimane, è molto probabile che tu segua una dieta ipocalorica, a basso contenuto di carboidrati o liquida.

➢ **Smettere di fumare**

Per i fumatori, uno dei compiti più importanti prima dell'intervento di manica gastrica è smettere di usare tabacco in qualsiasi forma almeno per il periodo di tempo suggerito dal chirurgo. Ciò ridurrà il rischio di un intervento chirurgico e prevarrà il pericolo che la nicotina interferisca con l'apporto di ossigeno nel flusso sanguigno.

➢ **Crea gruppo di supporto**

Avrai bisogno di creare una rete di supporto emotivo. Scegliere il tuo gruppo di supporto è una delle decisioni più cruciali che prenderai. Nel tuo gruppo, la tua famiglia, i parenti, gli amici, i colleghi e gli specialisti devono rispettare e sostenere le tue scelte. Avrai bisogno di assistenza per adattarsi a questa esperienza che ti cambia la vita.

➢ **Lista di controllo e preparazione della cucina**

Fai una lista di controllo delle cose di cui avrai bisogno in ospedale e preparale in anticipo. Prepara la tua cucina eliminando tutto ciò che non potrai più mangiare, fai scorta di cibi ricchi di proteine e procurati contenitori di portata più piccoli.

2.2 Importanti consigli post operatori

La chirurgia per la perdita di peso di per sé non ti rimetterà in forma; ha il solo scopo di aiutarti a iniziare il percorso verso un peso più sano. Per avere in seguito uno stile di vita più sano, è necessario seguire queste semplici linee guida postoperatorie.

➢ **Misura il tuo cibo**

Misura tutto ciò che mangi perché ti aiuta a sapere quanto cibo stai mangiando.

➢ **Cambia la tua abitudine alimentare**

Dopo l'intervento chirurgico, il modo in cui mangi è essenziale quasi quanto ciò che mangi. I pazienti tollerano meglio il cibo quando mangiano piccoli bocconi, masticano accuratamente (da 25 a 30 volte) e mangiano lentamente (nel corso di 20-30 minuti) a causa dei cambiamenti anatomici associati alla chirurgia della manica gastrica.

➢ **Aumentare l'assunzione di proteine**

Le proteine sono il macronutriente più importante da assumere dopo l'intervento chirurgico. Punta alle proteine ad ogni pasto e spuntino per aiutarti a raggiungere i tuoi obiettivi quotidiani e mantenerti sazio e soddisfatto molto più a lungo.

➢ **Ritarda la tua gratificazione**

Non impostare le tue aspettative troppo alte e troppo in fretta. La strada del ritorno è lunga, ma ne vale la pena. Non essere troppo duro con te stesso se la tua crescita è diversa da quella degli altri.

➢ **Smettere di fumare**

Dopo l'intervento chirurgico, è vietato fumare e consumare bevande alcoliche. Questi composti irritano il rivestimento delle pareti dello stomaco, il che potrebbe causare qualsiasi forma di infiammazione.

➢ **Bevi abbastanza liquidi**

La prima e più importante regola dopo l'intervento chirurgico è rimanere idratati. Bere molti liquidi non solo aumenterà i livelli di energia, ma aiuterà anche a perdere peso. La disidratazione è anche il problema post operatorio più diffuso ed è facilmente evitabile.

➢ **Prendi gli integratori**

Poiché il cibo viene consumato in quantità così ridotte dopo l'intervento chirurgico, si consiglia di assumere vari integratori alimentari, come vitamine e minerali.

➢ **Esercizio**

L'esercizio fisico è una parte importante della nutrizione per la perdita e il mantenimento del peso. Aumenta la durata, l'intensità e la frequenza dei tuoi allenamenti quanto puoi o prova nuove attività.

CAPITOLO 3: La dieta della manica gastrica

3.1 Cos'è la dieta con manicotto gastrico?

Questa è una dieta a cui deve attenersi rigorosamente una persona che sta pianificando o ha subito un intervento chirurgico alla manica gastrica. Aiuta il corpo a guarire più velocemente e ad abituarsi a uno stomaco più piccolo.

3.2 Consigli sulla dieta preoperatoria

Ti verrà fornita una dieta speciale da seguire per due settimane prima dell'intervento chirurgico per la manica gastrica, a partire da due settimane prima della data prevista per l'intervento. Ciò contribuirà a ridurre l'accumulo di grasso all'interno e attorno al fegato che potrebbe rappresentare una sfida per un intervento chirurgico.

Mangerai principalmente proteine magre, verdure e liquidi a basso o nullo contenuto calorico. Il medico potrebbe darti un obiettivo calorico da rispettare quotidianamente.

Seguirai una dieta chiara e liquida due giorni prima dell'intervento. Oltre a brodo, acqua, caffè o tè decaffeinato, gelatina e ghiaccioli senza zucchero, può essere incluso un frullato proteico senza zucchero al giorno.

Le bevande contenenti caffeina e gassate dovrebbero essere evitate a tutti i costi.

3.3 Dieta e fasi postoperatorie

DIETA DELLA SETTIMANA 1

Per la prima settimana dopo l'intervento, seguirai la stessa dieta liquida chiara che seguivi nei giorni precedenti l'intervento. Ciò può aiutare a evitare problemi come ostruzione intestinale, perdite gastriche, diarrea, costipazione e disidratazione che possono verificarsi dopo l'intervento chirurgico. Assicurati di bere molti liquidi chiari. Zucchero, bevande contenenti caffeina e gassate dovrebbero essere evitati dopo l'intervento chirurgico e nel lungo termine.

DIETA DELLA SETTIMANA 2

Due settimane dopo l'intervento passerai a una dieta completamente liquida. Per iniziare, prepara la maggior parte dei tuoi pasti con frullati ad alto contenuto proteico e a basso contenuto di zuccheri. Proteine in polvere mescolate con gelati liquidi, senza zucchero, fiocchi d'avena, bevande senza zucchero, zuppe cremose, yogurt scremati, noodles brodosi e budino senza zucchero sono alcuni degli alimenti che puoi mangiare in questo momento. Bevande gassate e caffeina dovrebbero essere evitate. Potresti notare un aumento dell'appetito in questo momento. Ciò è del tutto naturale, ma non è una scusa per consumare cibi solidi.

DIETA DELLA SETTIMANA 3

La terza settimana dopo l'intervento, nella vostra dieta verranno gradualmente introdotti cibi morbidi e frullati. È adatto qualsiasi alimento a basso contenuto di grassi e senza zucchero che possa essere frullato, comprese le fonti proteiche magre e le verdure non fibrose.
Esempi di cibi che puoi mangiare in questa fase includono: zuppa, ricotta, tonno o pollo a basso contenuto di grassi, tagliato a dadini, pollo in scatola, polpettone di tacchino e peperoncino di tacchino, uova strapazzate, tonno e salmone mescolati con maionese leggera, carote al vapore, purè di patate, farina d'avena, yogurt greco semplice senza grassi, frullati proteici miscelati con yogurt e latte scremato. mastichi il cibo lentamente e accuratamente. Sono comunque da evitare alcol, caffeina, bevande gassate e zuccherate.

DIETA DELLA SETTIMANA 4

Un mese dopo l'intervento chirurgico, i cibi solidi vengono reintrodotti nella dieta. Ricorda che il tuo stomaco è ancora sensibile, è importante mangiare lentamente e masticare bene. Durante questo periodo, dovresti comunque consumare frullati proteici per raggiungere il tuo obiettivo proteico giornaliero. Gli alimenti che puoi mangiare in questa fase includono pollo e pesce ben cotti, verdure ben cotte, patate dolci, formaggio magro, frutta e cereali a basso contenuto di zucchero.
Gli alimenti da evitare in questa fase sono: pane, dolci, frutta secca, popcorn, noci, muesli, semi, verdure filamentose o fibrose, come sedano, broccoli, mais o cavoli, bibite e bevande gassate.

DIETA DELLA SETTIMANA 5

In questa fase puoi mangiare cibi solidi in tutta sicurezza. È giunto il momento di mettere in atto il tuo nuovo piano alimentare normale a lungo termine. La tua dieta dovrebbe concentrarsi su proteine magre e verdure, introducendo un nuovo alimento alla volta per monitorare la reazione del tuo corpo. D'ora in poi, i cibi zuccherati e le bevande gassate dovrebbero essere evitati completamente o consumati solo in rare occasioni. Tutti gli altri alimenti possono essere reintrodotti a meno che non causino sintomi. Scegli cibi ricchi di nutrienti e stai lontano dalle calorie vuote quando mangi. Attenersi al tuo programma potrebbe essere più semplice se mangi tre piccoli pasti al giorno e fai pochi spuntini.

Ricordatevi di rimanere sempre idratati, mangiare lentamente e masticare bene.

3.4 Strumento di pianificazione dei pasti

Giorno della settimana	Colazione	Merenda	Pranzo	Merenda	Cena	Merenda
Lunedi						
Martedì						
Mercoledì						
Giovedì						
Venerdì						
Sabato						
Domenica						

Fresco	
Carne	
Asciutto	
Latticini	
Congelato	
Altro	

(1) QUAL È IL TEMPO MEDIO DI RECUPERO DELLA MANICOTTO GASTRICO?

La velocità di recupero dipende dalle tue condizioni. La maggior parte dei pazienti con manica gastrica torna a casa il secondo giorno dopo l'intervento. Entro 5-10 giorni, la maggior parte delle persone ritorna al lavoro o ad altre attività quotidiane.

(2) QUANTO È FORTE IL DOLORE DOPO L'INTERVENTO?

Dopo l'intervento chirurgico, la maggior parte dei pazienti avverte dolore. La maggior parte dei pazienti necessita di assumere farmaci antidolorifici per via orale solo per pochi giorni. Il dolore non era una preoccupazione seria per la maggior parte dei nostri pazienti durante il recupero.

(3) QUANTO PESO POSSO ASPETTARMI DI PERDERE?

Nel corso di due anni, dovresti perdere circa il 60% del peso in eccesso, di cui la maggior parte diminuirà nel primo anno. La perdita di peso a lungo termine dipende maggiormente le tue abitudini alimentari e il modo in cui ti alleni oltre alla procedura intrapresa.

(4) L'INTERVENTO DELLA MANICOTTO GASTRICO È REVERSIBILE?

No, il manicotto gastrico non è reversibile.

(5) QUANDO POSSO RICOMINCIARE AD ALLENARMI DOPO L'INTERVENTO?

Incoraggiamo i pazienti a fare una passeggiata non appena sono completamente svegli dall'anestesia. Il trucco è prendersela comoda all'inizio e prestare attenzione al proprio corpo. Evita esercizi impegnativi come il sollevamento pesi e il nuoto finché la ferita non sarà completamente guarita.

(6) PERDERÒ I MIEI CAPELLI DOPO L'INTERVENTO?

Tra 3 e 6 mesi dopo l'intervento chirurgico, è comune una certa perdita di capelli, ma è quasi sempre minima. Un corretto consumo di proteine, vitamine e minerali aiuterà la ricrescita dei capelli e preverrà il diradamento a lungo termine.

(7) DOVRÒ EFFETTUARE UN INTERVENTO DI CHIRURGIA PLASTICA DOPO LA PERDITA DI PESO?

La chirurgia plastica è un'opzione per alcune persone, ma dipende da una serie di criteri.

(8) POSSO BERE ALCOLICI?

Si consiglia di astenersi dal bere per alcune settimane prima dell'intervento. L'alcol non dovrebbe essere bevuto per almeno un anno dopo l'intervento poiché irrita la mucosa intestinale e aumenta l'apporto calorico. Dopo aver consultato il medico, puoi riprendere il consumo moderato di alcol, come birra e vino.

(9) POSSO FUMARE?

No, dovresti interrompere qualsiasi forma di consumo di tabacco.

(10) QUANTO TEMPO PRIMA POSSO AVERE RAPPORTI SESSUALI?

Se avverti dolore all'addome o allo stomaco, dovresti evitare di avere rapporti sessuali. Puoi riprendere non appena ti senti a tuo agio.

(11) QUALI SONO GLI EFFETTI COLLATERALI DELLA GASTRECTOMIA DELLA MANICA?

- Gli effetti collaterali associati alla chirurgia della manica gastrica includono:

- Diarrea (probabilmente si verifica durante le fasi di una dieta completamente liquida)

- Mal di schiena

- Nausea – Causata da cattive abitudini alimentari, tuttavia i medici possono prescrivere farmaci antinausea.

- Bruciore di stomaco

- Perdita temporanea dei capelli.

- Il vomito può essere indotto da una varietà di fattori, inclusi cibi nuovi o scarsamente accettati, nonché difficoltà.

(12) LA POSSIBILITÀ DI MORIRE A CAUSA DI UN INTERVENTO PER LA PERDITA DI PESO È MAGGIORE DELLA POSSIBILITÀ DI MORIRE A CAUSA DELL'OBESITÀ?

No, non è vero. L'intervento chirurgico per la perdita di peso è abbastanza sicuro e riduce il rischio di morte per obesità. In realtà, l'intervento chirurgico per la perdita di peso è meno rischioso della rimozione della cistifellea o dell'intervento di sostituzione del ginocchio.

CAPITOLO 5: RICETTE

1. Frullato di fragole e banane

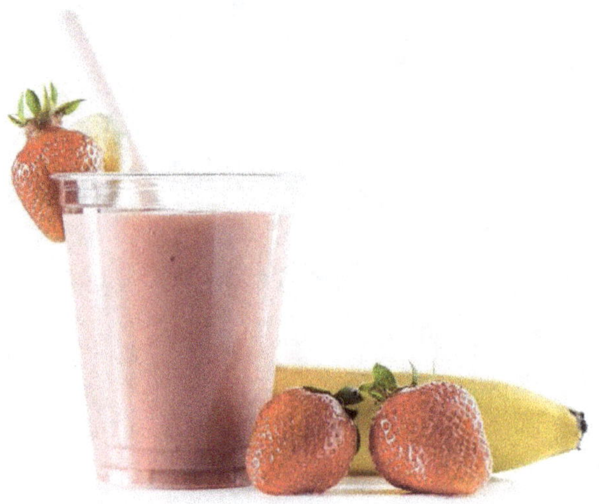

Tempo di preparazione: 5 minuti | Tempo totale: 5 minuti | Resa: 1 porzione

Ingredienti:

- Pezzi di banana congelati, ½ tazza.
- Pezzi di fragole congelate, ½ tazza.
- Gelato al burro di arachidi, una pallina
- Proteine in polvere alla vaniglia, ½ tazza.
- Latte di mandorle magro, una tazza.

Preparazione:

1. In un frullatore, unisci tutti gli ingredienti e frulla fino a ottenere un composto omogeneo e ben amalgamato. Se il composto vi sembra troppo denso, aggiungete altro latte (o acqua).
2. Versare il frullato in una tazza e servire.
3. Questo frullato può essere congelato per un uso successivo.
4. Puoi frullare nuovamente il frullato prima di usarlo.

2. Frullato di banana e cioccolato

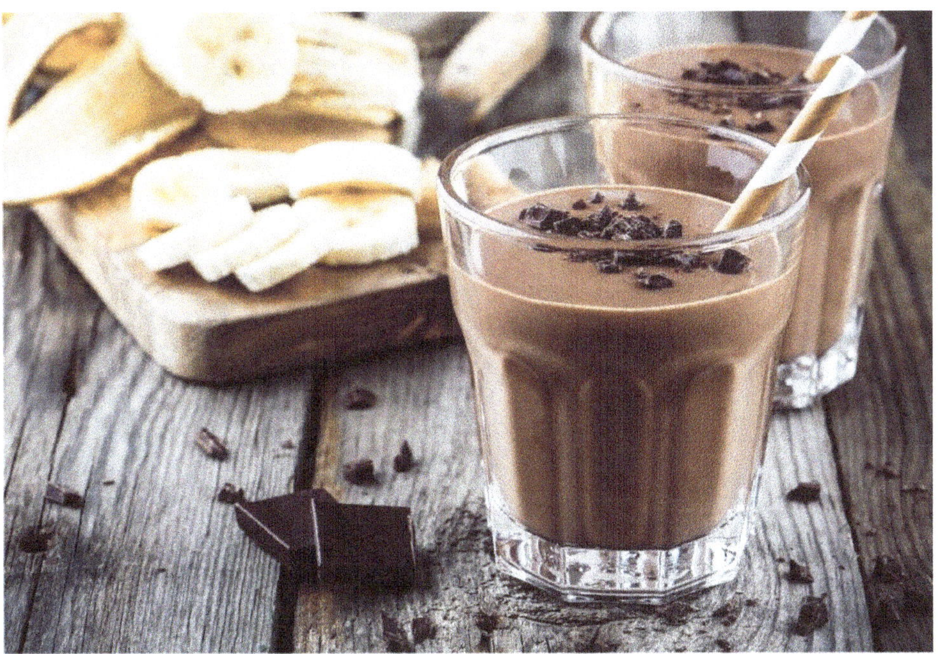

Tempo di preparazione: 5 minuti | Tempo totale: 5 minuti | Resa: 1 porzione.

Ingredienti:
- Pezzi di cioccolato congelati, ½ tazza.
- Pezzi di banana congelati, ½ tazza.
- Latte magro, una tazza.
- Gelato al burro di arachidi, una pallina.

Preparazione:
1. In un frullatore, unisci tutti gli ingredienti e frulla fino a ottenere un composto omogeneo e ben amalgamato.
2. Versare il frullato in una tazza e servire.
3. Questo frullato può essere congelato per un uso successivo.
4. Puoi frullare nuovamente il frullato prima di usarlo.

3. Frullato di yogurt greco e frutti di bosco

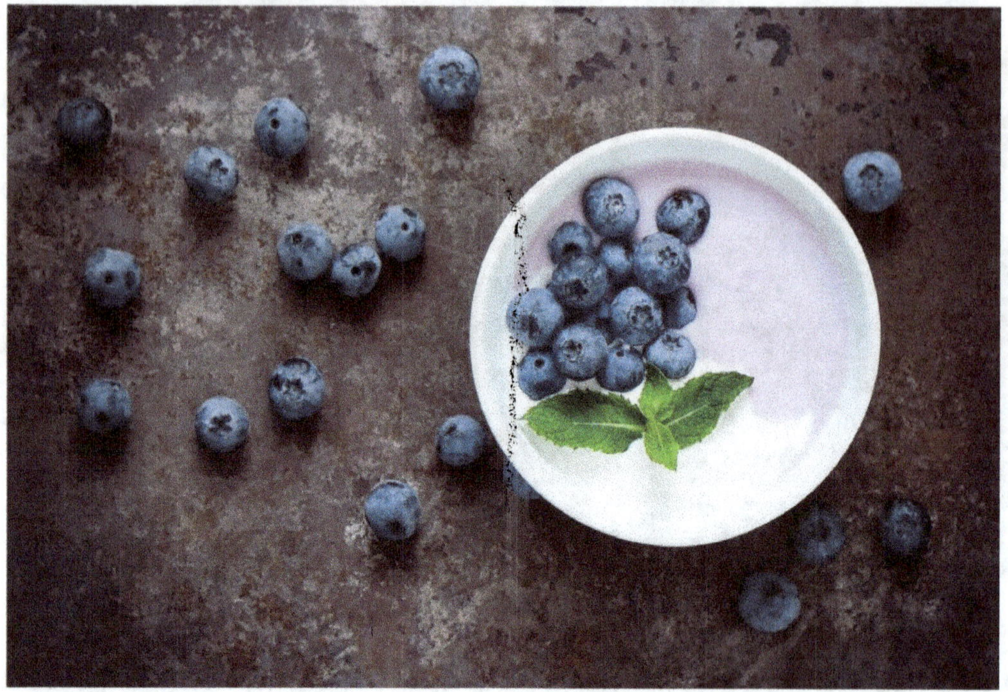

Tempo di preparazione: 5 minuti | Tempo totale: 5 minuti | Resa: 1 porzione

Ingredienti:

- Pezzi di frutti di bosco congelati, ½ tazza
- Yogurt greco congelato, ½ tazza
- Proteine in polvere alla vaniglia, ½ tazza.
- Gelato al burro di arachidi, una pallina.
- Latte di mandorle magro, una tazza.

Preparazione:

1. In un frullatore, unisci tutti gli ingredienti e frulla fino a ottenere un composto omogeneo e ben amalgamato.
2. Versare il frullato in una tazza e servire.
3. Questo frullato può essere congelato per un uso successivo.
4. Puoi frullare nuovamente il frullato prima di usarlo.

4. Frullato di mango e ananas
Tempo di preparazione: 5 minuti | Tempo totale: 5 minuti | Resa: 1 porzione

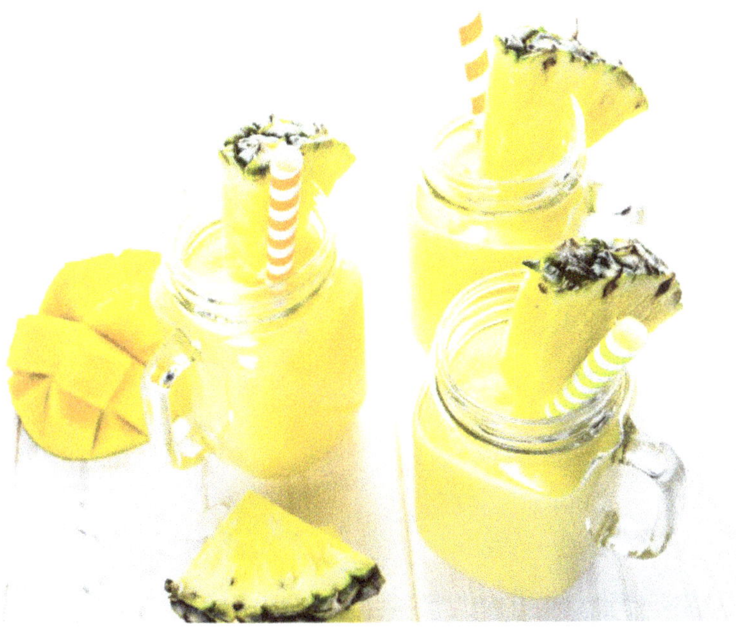

Ingredienti:
- Pezzi di mango surgelati, ½ tazza
- Pezzi di ananas congelati, ½ tazza
- Latte magro, una tazza
- Gelato alla vaniglia, una pallina

Preparazione:
1. In un frullatore, unisci tutti gli ingredienti e frulla fino a ottenere un composto omogeneo e ben amalgamato.
2. Versare il frullato in una tazza e servire.
3. Questo frullato può essere congelato per un uso successivo.
4. Puoi frullare nuovamente il frullato prima di usarlo.

5. Frullato di burro di arachidi e proteine

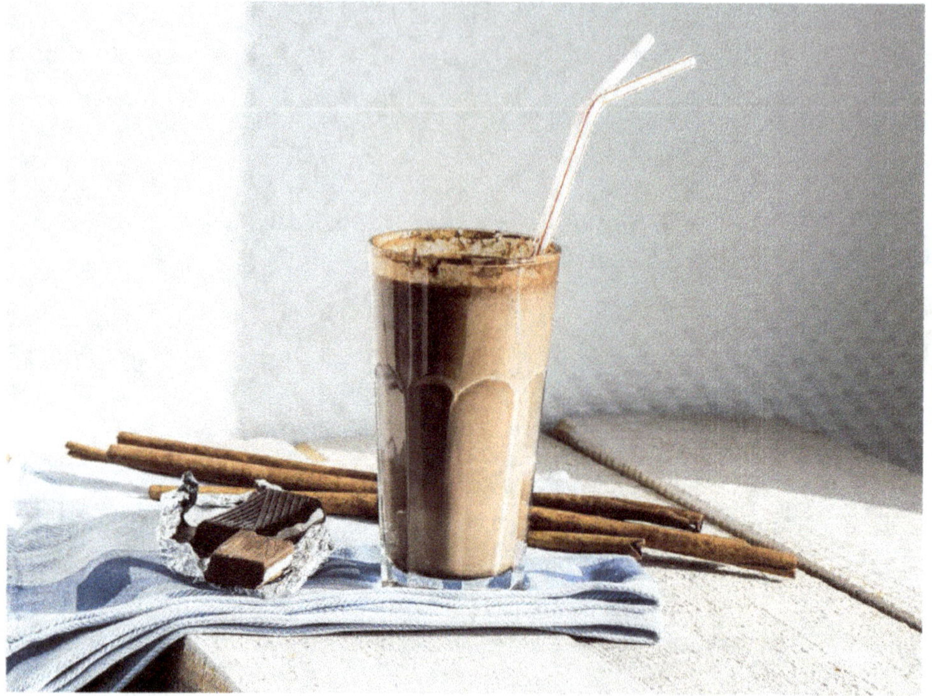

Tempo di preparazione: 5 minuti | Tempo totale: 5 minuti | Resa: 1 porzione
Ingredienti:
* Yogurt greco congelato, ½ tazza
* Burro di arachidi in polvere, ¼ di tazza
* Proteine del cioccolato in polvere, ¼ di tazza
* Ricotta senza grassi, ½ tazza
* Latte magro, una tazza

Preparazione:
1. In un frullatore, unisci tutti gli ingredienti e frulla fino a ottenere un composto omogeneo e ben amalgamato.
2. Versare il frullato in una tazza e servire.
3. Questo frullato può essere congelato per un uso successivo.
4. Puoi frullare nuovamente il frullato prima di usarlo.

6. Frullato ai frutti rossi

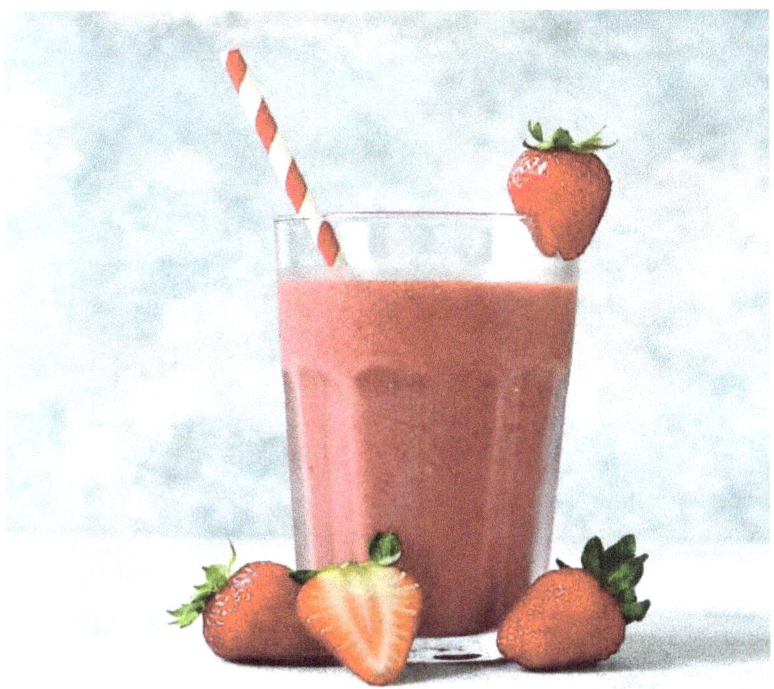

Tempo di preparazione: 5 minuti | Tempo totale: 5 minuti | Resa: 1 porzione.

Ingredienti:
- Pezzi di frutti di bosco rossi congelati, ½ tazza.
- Proteine in polvere alla vaniglia, ½ tazza
- Latte magro, una tazza.

Preparazione:
1. In un frullatore, unisci tutti gli ingredienti e frulla fino a ottenere un composto omogeneo e ben amalgamato.
2. Versare il frullato in una tazza e servire.
3. Questo frullato può essere congelato per un uso successivo.
4. Puoi frullare nuovamente il frullato prima di prenderlo.

7. Frullato proteico ai mirtilli

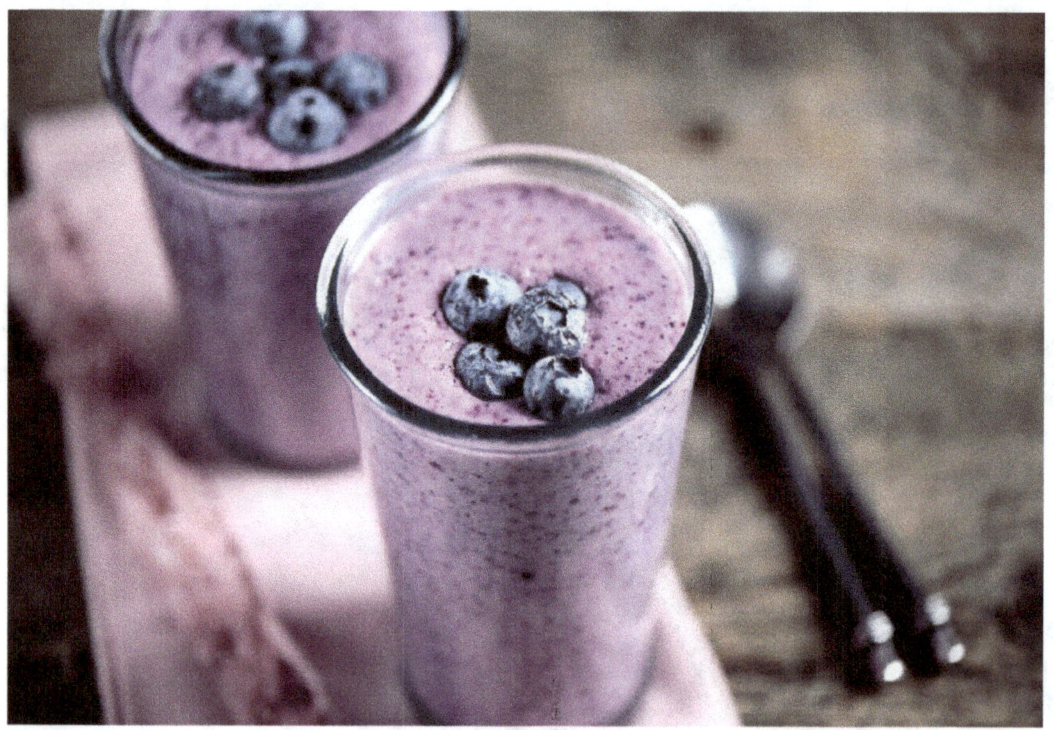

Tempo di preparazione: 5 minuti | Tempo totale: 5 minuti | Resa: 1 porzione.

Ingredienti:
- Pezzi di mirtilli congelati, ½ tazza
- Proteine in polvere alla vaniglia, ½ tazza
- Latte magro, una tazza.

Preparazione:
1. In un frullatore, unisci tutti gli ingredienti e frulla fino a ottenere un composto omogeneo e ben amalgamato.
2. Versare il frullato in una tazza e servire.
3. Questo frullato può essere congelato per un uso successivo.
4. Puoi frullare nuovamente il frullato prima di usarlo.

8. Frullato di torta di mele

Tempo di preparazione: 5 minuti | Tempo totale: 5 minuti | Resa: 1 porzione.

Ingredienti:

- Pezzi di mela congelati, sbucciati, ½ tazza
- Noce moscata in polvere, ¼ cucchiaino
- Cannella in polvere, ¼ cucchiaino.
  Estratto di vaniglia, un cucchiaino.
- Latte magro, una tazza.

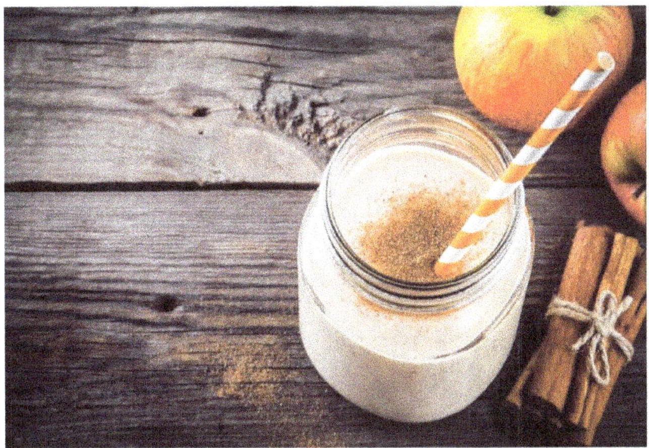

Preparazione:

1. In un frullatore, unisci tutti gli ingredienti e frulla fino a ottenere un composto omogeneo e ben amalgamato.
2. Versare il frullato in una tazza e servire.
3. Questo frullato può essere congelato per un uso successivo.
4. Puoi frullare nuovamente il frullato prima di usarlo.

9. Frullato di pomodoro

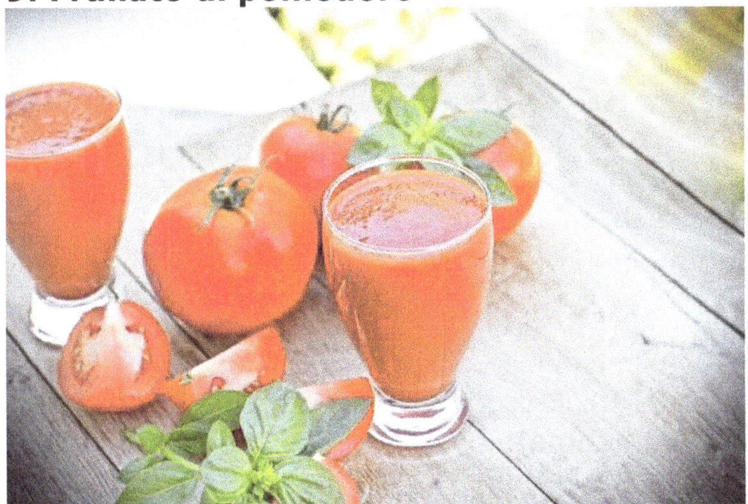

Tempo di preparazione: 5 minuti | Tempo totale: 5 minuti | Resa: 1 porzione.

Ingredienti:

- Pomodori pelati, ½ tazza
- Succo di limone, due cucchiai.
- Succo di pomodoro, una tazza
- Succo di carota, ½ tazza
- Gambo di sedano tritato, uno.

Preparazione:

1. In un frullatore, unisci tutti gli ingredienti e frulla fino a ottenere un composto omogeneo e ben amalgamato.
2. Versare il frullato in una tazza e servire.
3. Questo frullato può essere congelato per un uso successivo.
4. Puoi frullare nuovamente il frullato prima di usarlo.

10. Frullato di pesca e mango

Tempo di preparazione: 5 minuti | Tempo totale: 5 minuti | Resa: 1 porzione.

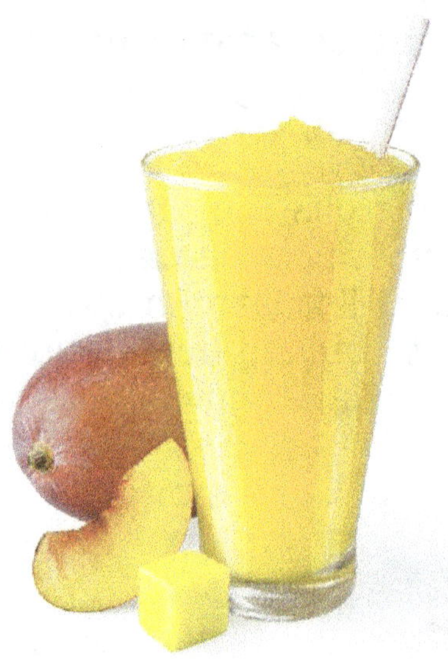

Ingredienti:

- Pezzi di mango surgelati, ½ tazza
- Pezzi di pesca congelati, ½ tazza
- Proteine in polvere alla vaniglia, ½ tazza
- Latte magro, una tazza.

Preparazione:

1. In un frullatore, unisci tutti gli ingredienti e frulla fino a ottenere un composto omogeneo e ben amalgamato.
2. Versare il frullato in una tazza e servire.
3. Questo frullato può essere congelato per un uso successivo.
4. Puoi frullare nuovamente il frullato prima di usarlo.

1. Muffin di zucca, zucchine e noci

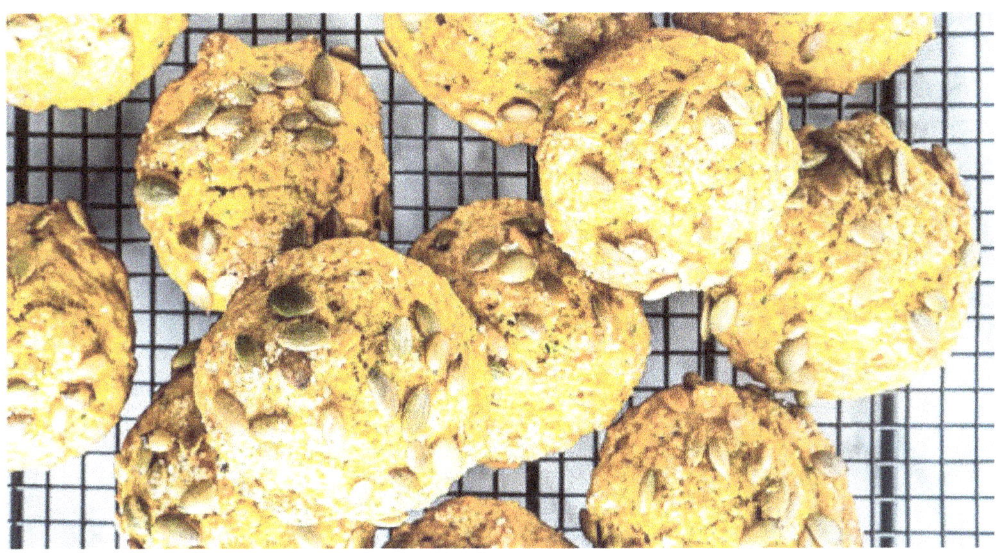

**Tempo di preparazione: 10 minuti | Tempo di cottura: 25 minuti|
Tempo totale: 35 minuti | Resa: 6 porzioni.
Ingredienti:**

- Purea di zucca, ½ tazza
- Avena, due tazze
- Tutte le spezie, macinate, ¼ cucchiaino.
- Noce moscata macinata, ¼ cucchiaino.
- Polvere di semi di lino, un cucchiaio.
- Yogurt greco magro, ½ tazza.
- Latte magro, una tazza.
- Uova, 4.
- Zucchine tagliuzzate, una tazza.
- Estratto di vaniglia, un cucchiaino.
- Bicarbonato di sodio, ½ cucchiaino.
- Lievito in polvere, due cucchiai.
- Stevia liquida, un cucchiaino.
- Noci tritate, mezza tazza.

Preparazione:

1. Preriscalda il forno a 375 gradi Fahrenheit per 20 minuti.
2. Unisci separatamente gli ingredienti secchi e quelli umidi, quindi aggiungi lentamente gli ingredienti secchi alla miscela bagnata.
3. In una ciotola, aggiungi insieme le zucchine e le noci e piega.
4. Ora fodera una teglia per muffin con carta imburrata per lungo tempo e spray antiaderente.
5. Riempi ogni porta muffin con il composto e inforna per 25 minuti.
6. Una volta cotta, sfornatela.
7. Servi i tuoi muffin e buon appetito.

2. Farina d'avena al forno con vaniglia e ciliegia

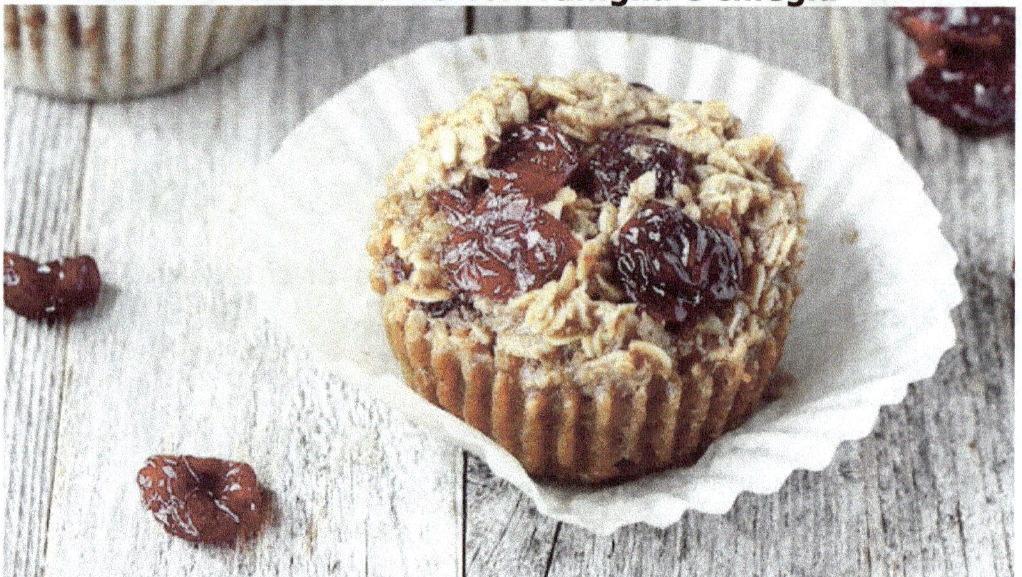

Tempo di preparazione: 10 minuti | Tempo di cottura: 45 minuti| Tempo totale: 55 minuti | Resa: 6 porzioni.

Ingredienti:

- Avena, una tazza
- Ciliegie fresche una tazza
- Acqua, otto tazze
- Mela, tritata, una
- Noce moscata, macinata, un cucchiaino.
- Burro di arachidi in polvere, due cucchiai.

- Polvere di semi di lino, un cucchiaio.
- Latte magro, una tazza
- Yogurt greco magro, ½ tazza
- Uova, 3
- Lievito in polvere, ¾ cucchiaino.
- Estratto di vaniglia, un cucchiaino.
- Stevia liquida, un cucchiaino.

Preparazione:
1. In una ciotola, mescola gli ingredienti secchi; in un altro, mescola gli ingredienti umidi.
2. Preriscaldare il forno a 180°C per 20 minuti.
3. Unisci tutti gli ingredienti e poi aggiungi le ciliegie.
4. Aggiungi il composto piegato in una padella antiaderente.
5. Metti la padella antiaderente nel forno per 45 minuti o fino a quando i bordi saranno croccanti.
6. Togliere dal forno e servire.

3. Uova con cavolfiore

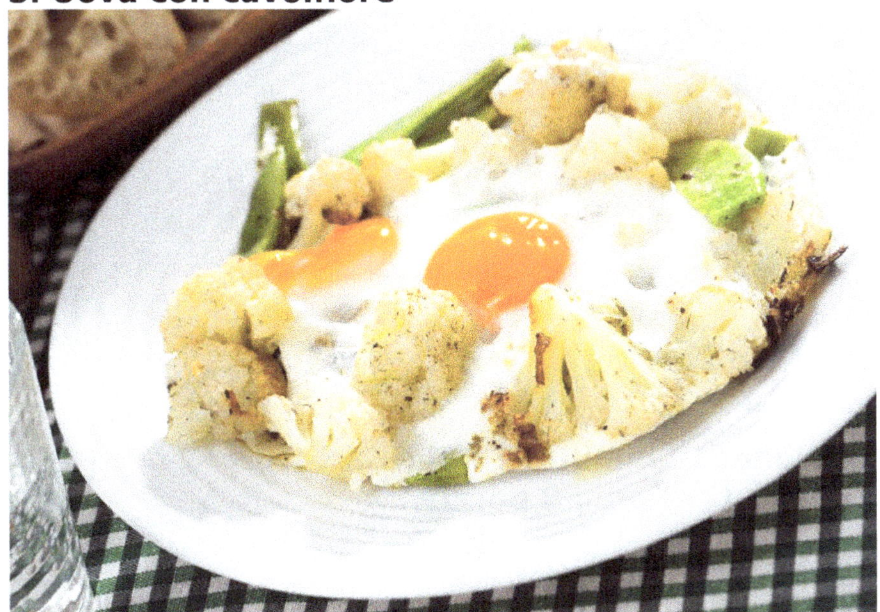

Tempo di preparazione: 10 minuti | Tempo di cottura: 10 minuti| Tempo totale: 20 minuti | Resa: 3 porzioni.

Ingredienti:
- Pezzi di cavolfiore cotti, otto once.
- Olio, un cucchiaino.
- Prosciutto crudo, tre once.
- 2 uova.

Preparazione:
1. In una padella con olio da cucina, aggiungi l'olio d'oliva. Aggiungi le uova sbattute, i fagioli, il latte e il peperone.
2. Mescolatelo molto bene per assicurarvi che sia ben cotto.
3. Aggiungi un po' di salsa sopra.
4. Riempi le tortillas a basso contenuto di grano con tutto per preparare un burrito.
5. Ora servi e divertiti.

4. Farina d'avena alla cannella

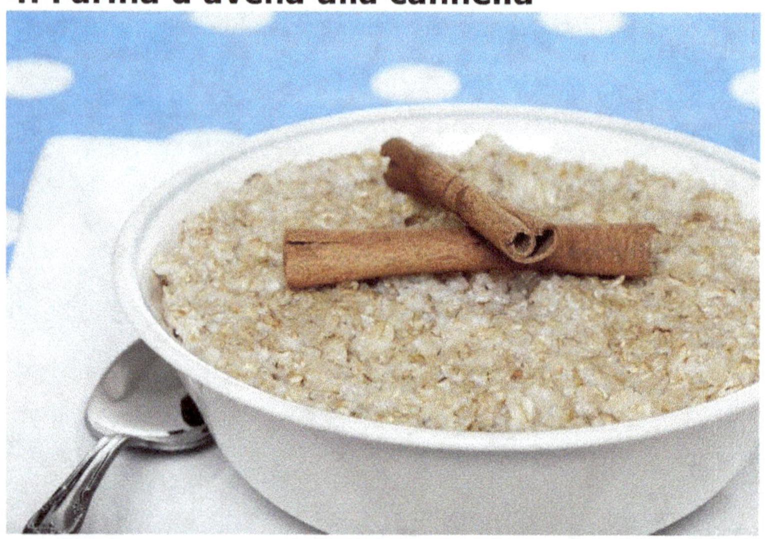

Tempo di preparazione: 10 minuti | Tempo di cottura: 7 ore | Tempo totale: 7 ORE. 10 minuti | Resa: 8 porzioni.

Ingredienti:
- Avena, due tazze
- Noce moscata, macinata, un cucchiaino.
- Acqua, otto tazze

- Burro di arachidi in polvere, due cucchiai.
- Cannella in polvere, un cucchiaino.
- Latte magro, una tazza
- Frutta mista a fette, ½ tazza
- Purea di zucca, ¼ di tazza
- Frutti di bosco congelati o freschi, mezza tazza
- Proteine in polvere alla vaniglia, due cucchiai.
- Latte magro in polvere, due cucchiai.

Preparazione:

1. Aggiungi l'acqua, l'avena, la cannella e la noce moscata in una padella profonda e fai sobbollire a fuoco basso per circa 7 ore.

2. Cuocere per 2-3 minuti dopo aver aggiunto latte, burro di arachidi in polvere, purea di zucca, proteine in polvere alla vaniglia e latte scremato in polvere.

3. Mettetelo in una ciotola, guarnite con le fette di frutta mista e i frutti di bosco e servite.

5. Casseruola di uova con cipolle, funghi e broccoli

Tempo di preparazione: 10 minuti | Tempo di cottura: 40 minuti| Tempo totale: 50 minuti | Resa: 6 porzioni.

Ingredienti:
- Cipolle tritate, una tazza
- Funghi cotti, dodici once.
- Broccoli a dadini, una tazza
- Uova, 12
- Formaggio grattugiato, una tazza
- Broccoli a dadini, una tazza
- Latte magro, ¼ di tazza
- Origano secco, ½ cucchiaino.
- Timo secco, ½ cucchiaino.
- Basilico essiccato. ½ cucchiaino.
- Pollo tagliuzzato, una tazza.

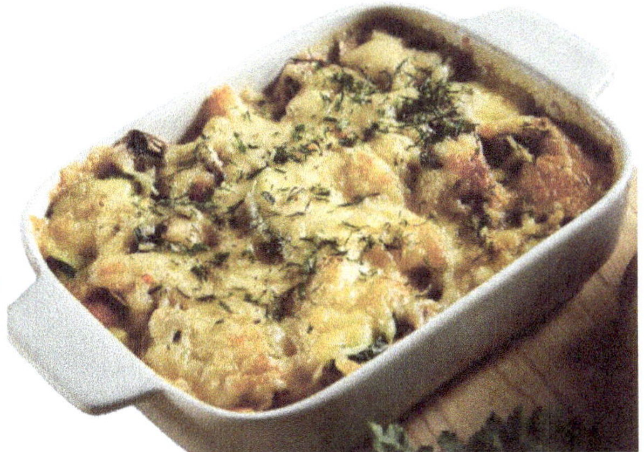

Preparazione:
1. Cuocere le cipolle in padella finché non saranno trasparenti. Cuocere per qualche minuto dopo aver aggiunto i broccoli e i funghi.
2. Preriscaldare il forno a 375 gradi Fahrenheit.
3. Aggiungi le erbe, il latte e le uova in una ciotola capiente, quindi mescola.
4. Ora aggiungi il formaggio grattugiato, il pollo e le verdure cotte.
5. Versare il composto in una padella antiaderente e cuocere in forno per 30-35 minuti.
6. Servi e divertiti.

6. Uova con avocado

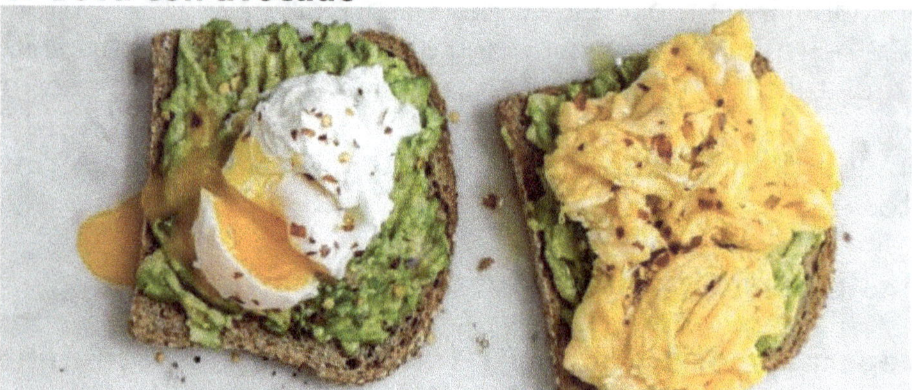

Tempo di preparazione: 10 minuti | Tempo di cottura: 10 minuti| Tempo totale: 20 minuti | Resa: 3 porzioni.

Ingredienti:
- Fette di avocado
- Olio extra vergine di oliva, un cucchiaino.
- Uova, 6
- Latte magro, ¼ di tazza.

Preparazione:
1. In una padella con olio da cucina, versare l'olio d'oliva e le uova sbattute con il latte.
2. Assicurati che sia ben cotto mescolandolo.
3. Cuocere per qualche minuto prima di servire.
4. Disporre sopra le fette di avocado.
5. Servi e divertiti.

7. Frittelle al formaggio

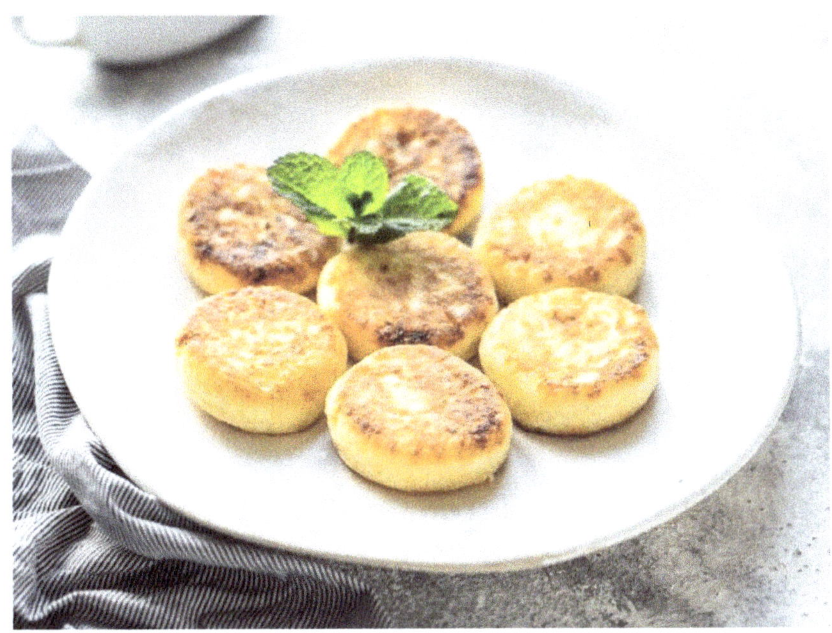

Tempo di preparazione: 5 minuti | Tempo di cottura: 5 minuti| Tempo totale: 10 minuti | Resa: 2 porzioni.

Ingredienti:
- Ricotta a basso contenuto di grassi, una tazza
- Uova, 3.
- Olio di cocco, fuso, un cucchiaio e mezzo.
- Farina integrale, mezza tazza.

Preparazione:
1. In una terrina, sbatti insieme le uova.
2. Ora aggiungi la farina di frumento, l'olio di cocco e il formaggio all'uovo e mescola bene.
3. Spruzzare una padella antiaderente con spray da cucina.
4. Versare un po' di pastella e scaldare finché non diventa marrone chiaro su ciascun lato.
5. Servi i tuoi pancake.

8. Uova strapazzate con tacchino e formaggio cheddar

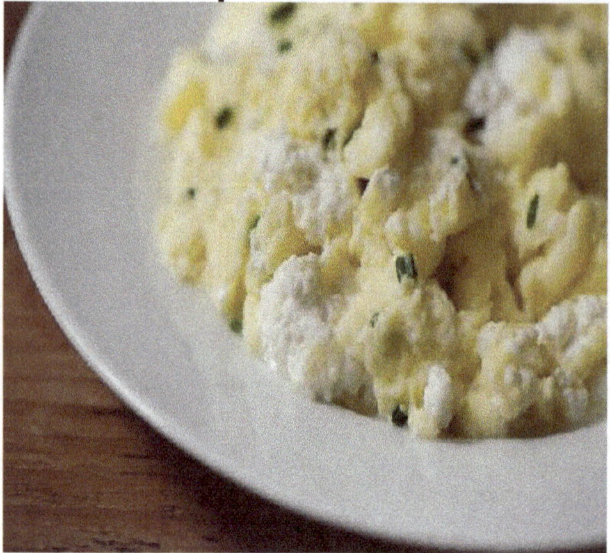

**Tempo di preparazione: 10 minuti | Tempo di cottura: 10 minuti|
Tempo totale: 20 minuti | Resa: 3 porzioni.**

Ingredienti:
- Formaggio cheddar, tre once.
- Aglio in polvere, macinato, ¼ cucchiaino.
- Tacchino a basso contenuto di grassi, otto once.
- Uova, 6.
- Cipolla in polvere, macinata, ¼ cucchiaino.

Preparazione:
1. Cuocere le fette di tacchino per circa 5-7 minuti o fino a quando diventano dorate.
2. Ungere una padella con olio da cucina e versare le uova sbattute, l'aglio in polvere e la cipolla in polvere.
3. Ora aggiungi le fette di tacchino e il formaggio cheddar grattugiato.
4. Assicurati che sia ben cotto mescolandolo.
5. Le tue uova ora sono pronte. Servire e gustare.

9. Uova strapazzate con ricotta ed erba cipollina

**Tempo di preparazione: 10 minuti | Tempo di cottura: 10 minuti|
Tempo totale: 20 minuti | Resa: 3 porzioni.**

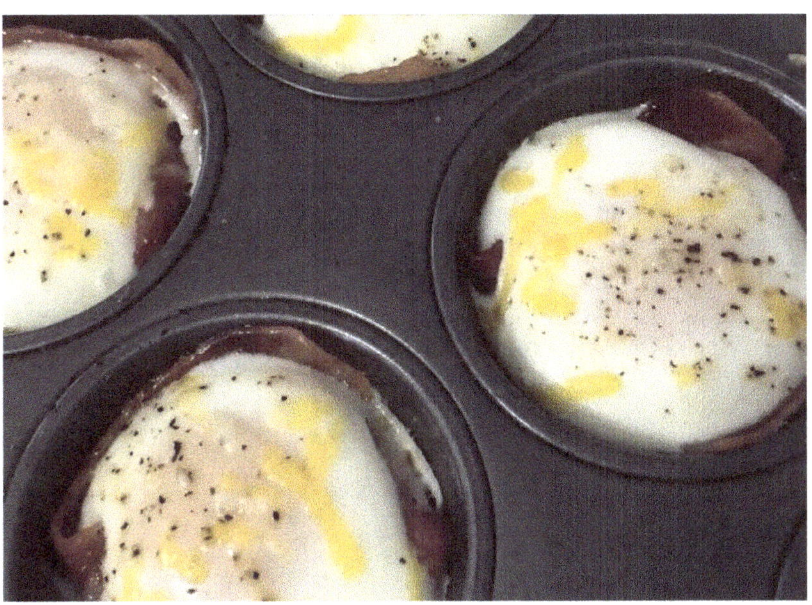

Ingredienti:
- Ricotta, mezza tazza
- Olio extra vergine di oliva, un cucchiaino.
- Uova, 6
- Latte magro, ¼ di tazza
- Erba cipollina, mezza tazza.

Preparazione:
1. In una padella con olio da cucina e olio d'oliva, sbatti insieme le uova sbattute, l'erba cipollina e il latte.
2. Assicuratevi che sia ben cotto mescolandolo.
3. Aggiungere la ricotta al composto.
4. Cuocere per qualche minuto e servire.

10. Toast francese proteico

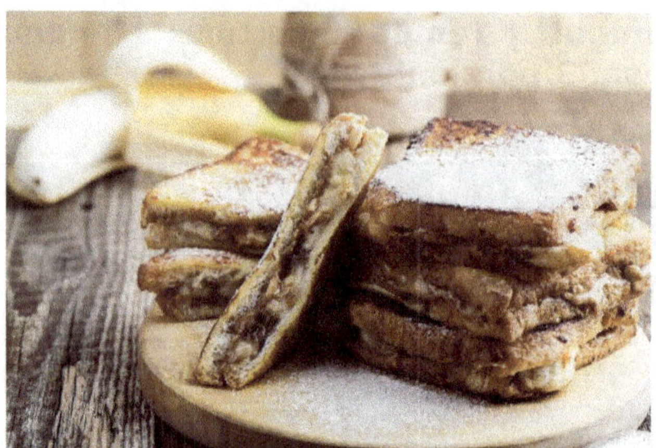

Tempo di preparazione: 10 minuti | Tempo di cottura: 5 minuti| Tempo totale: 15 minuti | Resa: 4 porzioni.

Ingredienti:
- Burro di arachidi in polvere, due cucchiai.
- Uova, due
- Proteine in polvere alla vaniglia, due cucchiai.
- Noce moscata, macinata, un cucchiaino.
- Latte magro, una tazza
- Latte magro in polvere, due cucchiai.
- Frutta fresca, mezza tazza
- Sciroppo d'acero a piacere
- Olio d'oliva, due cucchiai.
- Pane di crusca, quattro fette.

Preparazione:
1. In una terrina, sbatti insieme le uova, il burro di arachidi in polvere, il latte magro, la noce moscata in polvere, le proteine in polvere alla vaniglia e il latte magro in polvere.
2. Metti l'olio in una padella e scaldalo.
3. Immergere il pane nel composto di uova e friggerlo.
4. Aggiungi la frutta fresca sulle fette di pane e condisci con lo sciroppo d'acero.
5. Il vostro piatto è ora pronto per essere servito.

1. Ortaggi a radice arrostiti

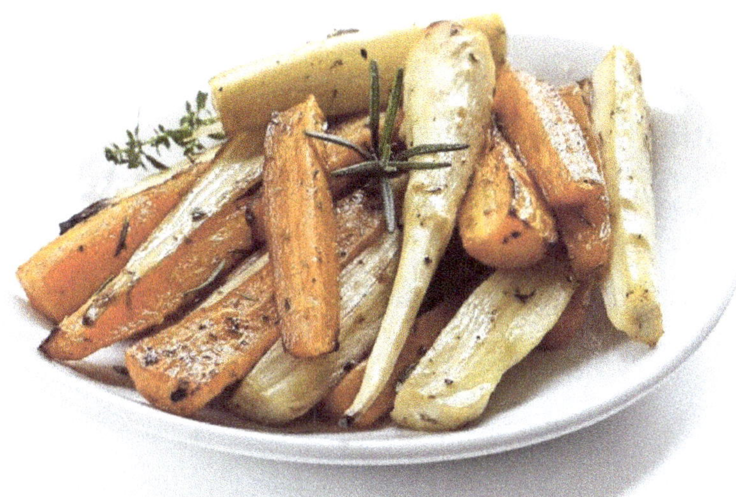

Tempo di preparazione: 15 minuti | Tempo di cottura: 45 minuti| Tempo totale: 60 minuti | Resa: 6 tazze

Ingredienti:

- 2 barbabietole rosse medie, sbucciate
- 2 carote grandi, sbucciate
- 2 pastinache grandi, sbucciate
- Spray da cucina antiaderente
- 1 zucca media (circa 2 libbre), sbucciata e senza semi
- 1 cipolla rossa media
- 4 cucchiaini di aglio tritato
- 2 cucchiai di olio extravergine di oliva
- 2 cucchiaini di timo secco

Preparazione:

1 Preriscaldare il forno a 425 gradi Fahrenheit.

2.Utilizzando lo spray da cucina, spruzzare una grande teglia cerchiata.

3. Taglia le barbabietole, le pastinache, le carote e la zucca in pezzi da 1 pollice usando un coltello affilato. Tagliare la cipolla a metà e poi in quattro fette grandi da ciascuna metà.

4. Disporre le verdure sulla teglia in un unico strato uguale e cospargerle con olio d'oliva, aglio e timo. Mescolare le verdure con un cucchiaio per ricoprirle con l'olio e i condimenti.
5. Arrostire per 45 minuti, mescolando ogni 15 minuti o fino a quando tutte le verdure saranno morbide.
6. Servi e divertiti.

2. Hummus di chipotle di fagioli neri

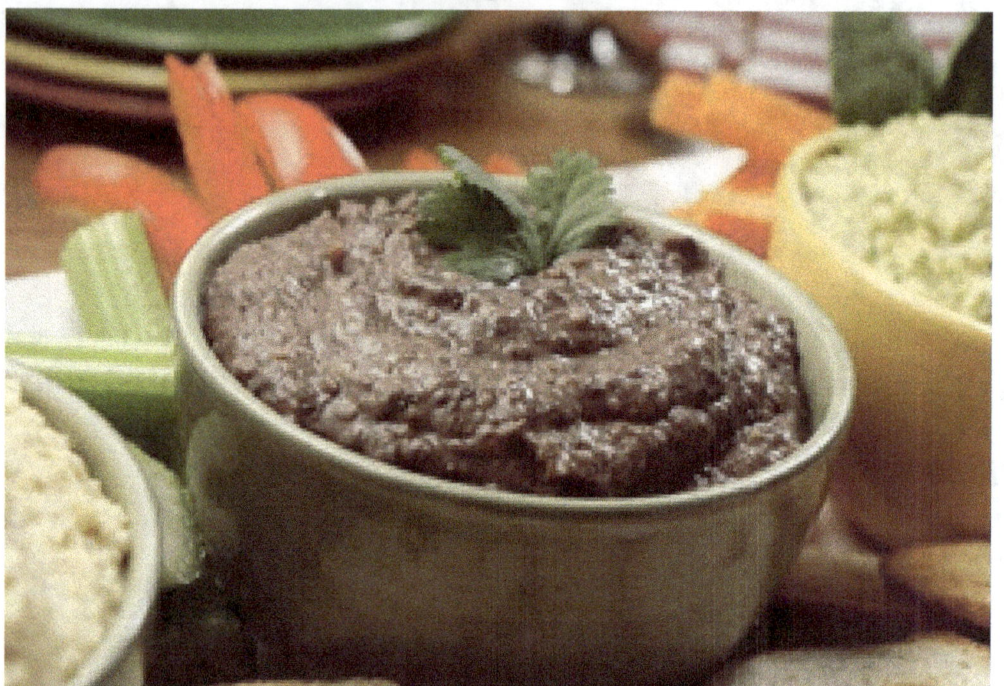

Tempo di preparazione: 5 minuti | Tempo di cottura: 10 minuti| Tempo totale: 15 minuti| Resa: 1 tazza e mezzo

Ingredienti:

- 1 lattina (15,5 once) di fagioli neri, scolati e sciacquati
- 1 peperoncino chipotle in salsa adobo
- Succo di 1 lime
- 1 cucchiaino di salsa adobo
- 1 cucchiaino di aglio tritato
- 2 cucchiai di olio extravergine di oliva
- 2 cucchiaini di cumino macinato

- ¼ tazza di coriandolo fresco tritato

Preparazione:

1. Frulla i fagioli neri, il succo di lime, il peperoncino, la salsa adobo, l'aglio, il cumino, l'olio d'oliva e il coriandolo in un robot da cucina o in un frullatore per 2 o 3 minuti fino a ottenere un composto molto omogeneo.
2. Se l'hummus è troppo denso, aggiungi 1 o 2 cucchiai d'acqua per diluirlo secondo i tuoi gusti.
3. Servi e divertiti.
Suggerimento: potete conservarlo in un contenitore ermetico per un massimo di 7 giorni.

3. Riso al cavolfiore

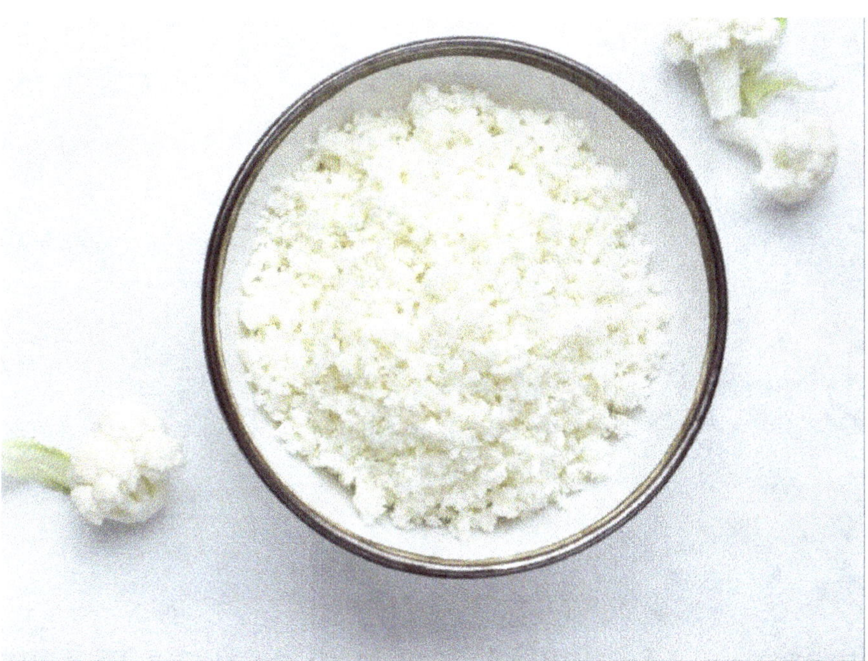

Tempo di preparazione: 5 minuti | Tempo di cottura: 5 minuti| Tempo totale: 10 minuti| Resa: 4 tazze

Ingredienti:

- 1 testa di cavolfiore
- 1 cucchiaino di olio extravergine di oliva

Preparazione:

1 Rimuovere i gambi e le foglie dalla testa del cavolfiore. Dovrebbe essere diviso in quattro grandi pezzi.

2 In un robot da cucina, macinare il cavolfiore fino a ridurlo in pezzetti grandi quanto un riso. Potrebbe essere necessario rimuovere eventuali parti rimanenti dello stelo. In alternativa potete grattugiare il cavolfiore con una grattugia.

3 Metti il cavolfiore risotto in un piatto o in una ciotola e asciugalo con carta assorbente.

4 Metti l'olio d'oliva in una padella piccola a fuoco medio. Aggiungere il cavolfiore dopo che l'olio si è riscaldato. Cuocere per 5-6 minuti o fino a quando le verdure saranno morbide. In alternativa, prima di servire, cuocere a vapore il riso al cavolfiore e scolare l'eventuale liquido in eccesso.

4. Pizze italiane di melanzane

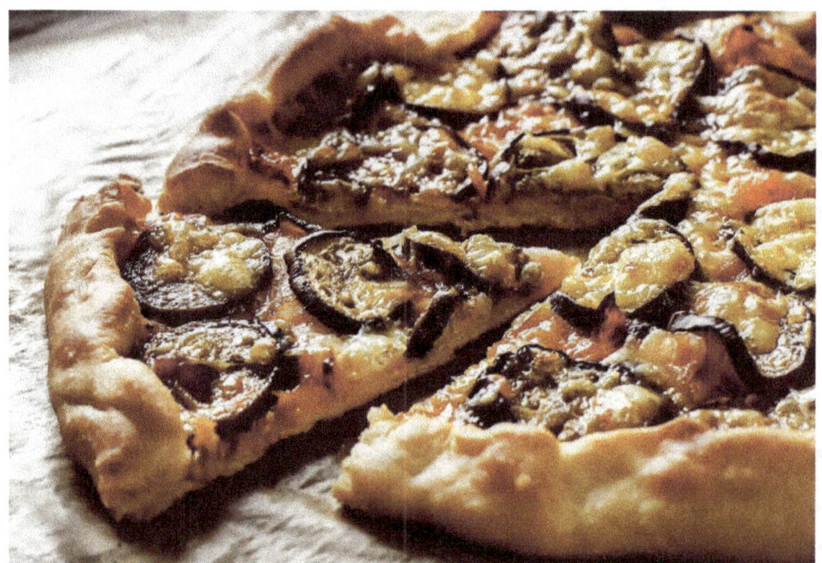

Tempo di preparazione: 15 minuti | Tempo di cottura: 30 minuti| Tempo totale: 45 minuti| Resa: 6 porzioni

Ingredienti:

- 1 melanzana grande, tagliata a rondelle da ¼ a ½ pollice
- ¼ tazza di Parmigiano-Reggiano grattugiato.
- 1 cucchiaio di sale.
- ½ cucchiaino di origano secco.

- 1 cucchiaio di olio extravergine di oliva.
- 2 cucchiaini di aglio tritato.
- 1 tazza di salsa marinara con erbe italiane.
- 1 tazza di foglie di basilico fresco.
- 1 tazza di mozzarella parzialmente scremata grattugiata.

Preparazione:

1. Preriscaldare il forno a 425 gradi Fahrenheit. È necessario utilizzare un foglio di alluminio per rivestire una teglia da forno bordata di grandi dimensioni.

2. Cospargete le fette di melanzane con sale e mettetele su carta assorbente. Lasciarli riposare per 10-15 minuti per consentire a parte dell'acqua di entrare nelle melanzane. Dopodiché, asciugalo. Prima di infornare potete eliminare parte del sale.

3. Mescolare l'olio d'oliva, l'aglio e l'origano in una piccola ciotola.

4. Disporre i cerchi di melanzane sulla teglia a 1 pollice di distanza. Rivestire ciascun lato delle melanzane con la miscela di olio d'oliva utilizzando un pennello da cucina. Cuocere le melanzane per 15 minuti.

5. Per preparare le pizze, spalma 1 o 2 cucchiai di salsa marinara, 2 foglie di basilico, 1 cucchiaio di mozzarella e 12 cucchiai di Parmigiano-Reggiano su ogni rondella di melanzane al forno.

6. Cuocere le pizze per altri 10 minuti finché il formaggio non sarà sciolto e dorato.

7. Servi e divertiti.

5. Roll-up di sottaceti

**Tempo di preparazione: 20 minuti | Tempo totale:
20 minuti| Resa: 40 Roll-up**

Ingredienti:
- 8 lance intere di sottaceti kosher all'aneto
- ¼ di libbra di prosciutto (senza nitrati), affettato sottilmente (circa 8 fette).
- 1 cucchiaino di aneto essiccato
- 8 once di formaggio Neufchâtel, a temperatura ambiente

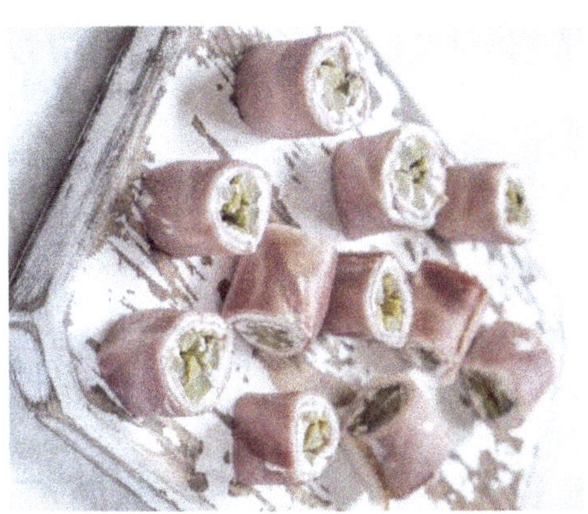

* 1 cucchiaino di cipolla in polvere.

Preparazione:

1. Assembla i tuoi roll-up su un grande tagliere o su un bancone pulito.
2. Disporre i pezzi di prosciutto sul piano di lavoro e distribuirli uniformemente sul formaggio Neufchâtel.
3. Ognuno dovrebbe essere leggermente condito con aneto e cipolla in polvere.
4. Metti un sottaceto intero su un'estremità del prosciutto e arrotolalo correttamente.
5. Taglia ogni rotolo di sottaceti in piccoli tondi larghi da ½ a 1 pollice.
6. Per facilitare il servizio, inclinarli ciascuno con uno stuzzicadenti.

6. Salsa semplice di spinaci

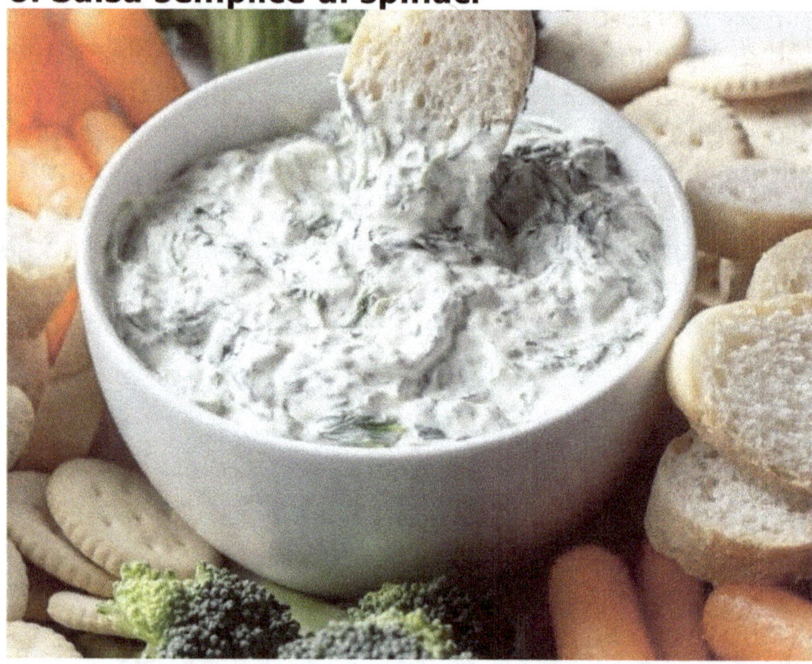

Tempo di preparazione: 10 minuti più 2 ore per raffreddare | Tempo totale: 2 ore e 10 minuti| Resa: 12 porzioni

Ingredienti:

* 1 tazza di yogurt greco semplice senza grassi
* ½ tazza di scalogno tritato.
* 4 once di formaggio Neufchâtel.

- 2 cucchiaini di aglio tritato.
- 1 cucchiaino e mezzo di cipolla in polvere.
- 1 cucchiaino di paprika affumicata.
- ¾ cucchiaino di pepe nero appena macinato.
- ½ tazza di maionese a base di olio d'oliva.
- ¼ di cucchiaino di fiocchi di peperoncino.
- 2 cucchiaini di salsa Worcestershire.
- 1 lattina d'acqua (8 once) di castagne, scolate e tritate finemente.
- 1 confezione (10 once) di spinaci tritati surgelati, scongelati e strizzati per eliminare l'umidità in eccesso.

Preparazione:

1. In una ciotola capiente, unisci lo yogurt, il formaggio Neufchâtel, la maionese, l'aglio, la cipolla in polvere, la paprika, il pepe nero, i fiocchi di peperoncino e la salsa Worcestershire utilizzando un mixer manuale a bassa velocità.

2. Ora aggiungi le castagne d'acqua, gli scalogni e gli spinaci, quindi mescola fino a ottenere un composto ben amalgamato.

3. Coprire e raffreddare in congelatore per almeno 2 ore o durante la notte prima di servire.

4. Servire con verdure fresche o cracker integrali.

7. Patatine fritte di zucchine al forno

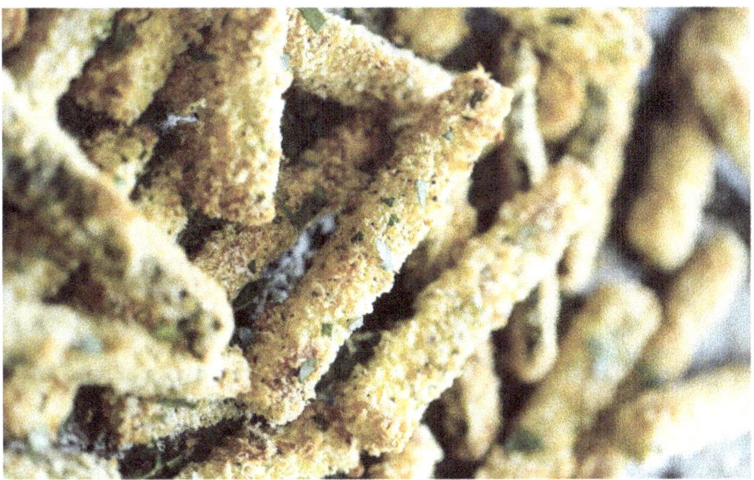

Tempo di preparazione: 15 minuti | Tempo di cottura: 30 minuti| Tempo totale: 45 minuti| Resa: 6 porzioni

Ingredienti:

- Large zucchini, 3.
- ¼ tazza di Parmigiano-Reggiano grattugiato.
- Uova grandi, 2.
- 1 tazza di pangrattato integrale.
- 1 cucchiaino di cipolla in polvere.
- 1 cucchiaino di aglio in polvere.

Preparazione:

1. Preriscaldare il forno a 425 gradi Fahrenheit. È necessario utilizzare un foglio di alluminio per rivestire una teglia da forno bordata di grandi dimensioni.
2. Dimezza ciascuna zucchina nel senso della lunghezza e continua ad affettare ogni pezzo in patatine lunghe 12 pollici. Per ogni zucchina otterrete circa 8 strisce.
3. Rompi le uova in una piccola ciotola e sbattile leggermente.
4. Unisci il pangrattato, il Parmigiano-Reggiano, l'aglio in polvere e la cipolla in polvere in una ciotola media.
5. Immergi ciascuna striscia di zucchina nell'uovo una alla volta, quindi rotolala nel composto di pangrattato. Disporre sulla teglia che è stata preparata.
6. Arrostire le patatine per 30 minuti, mescolando a metà cottura. Quando le zucchine fritte saranno dorate e croccanti, saranno pronte.
7. Il tuo piatto è pronto per essere servito.

8. Salsa di mirtilli rossi in gelatina

Tempo di preparazione: 20 minuti |Tempo di cottura: 10 minuti più un giorno per raffreddare | Tempo totale: 1 giorno 30 minuti| Resa: 1 porzione

Ingredienti:

- Mirtilli rossi in sacchetto da 4 (12) once
- 1 confezione di gelatina di mirtilli rossi senza zucchero
- 3 1|2 tazze d'acqua.
- 1 tazza di Splenda o un altro dolcificante artificiale
- di scelta.

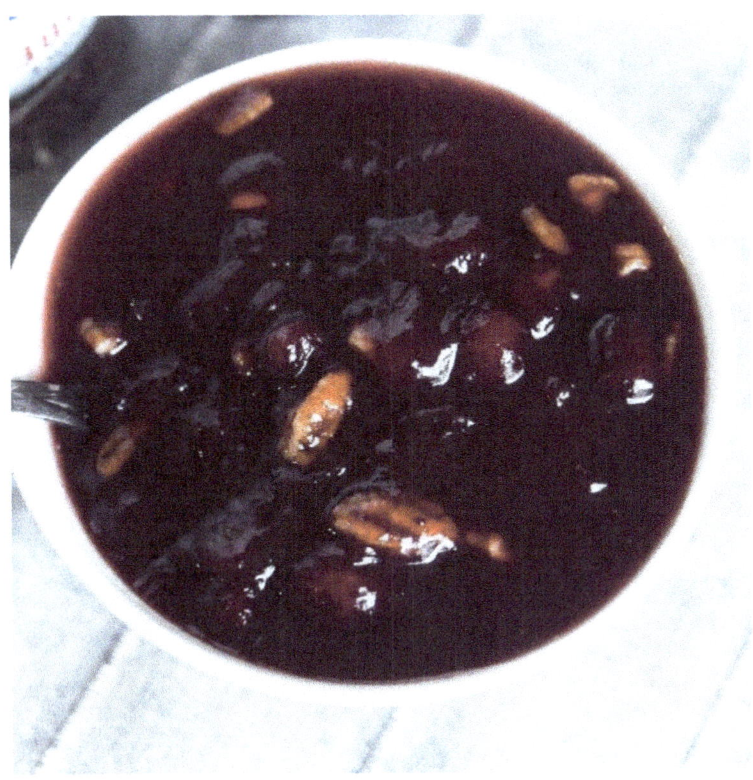

Preparazione:

1. Ordina i mirtilli rossi e rimuovi quelli cattivi.
2. In una pentola con acqua unire i frutti di bosco e far bollire.
3. Cuocere a fuoco basso finché le bacche non scoppiano e diventano morbide. Togliere dal fuoco
e lasciare raffreddare leggermente.
4. Nel robot da cucina frullare il mix di frutti di bosco
 al grado di purea desiderato.
5. Ora aggiungi il dolcificante artificiale e la miscela di gelatina senza zucchero. Versare nella ciotola e far raffreddare.

9. Purè di cavolfiore

Tempo di preparazione: 10 minuti | Tempo di cottura: 5 minuti| Tempo totale: 15 minuti| Resa: 3 tazze

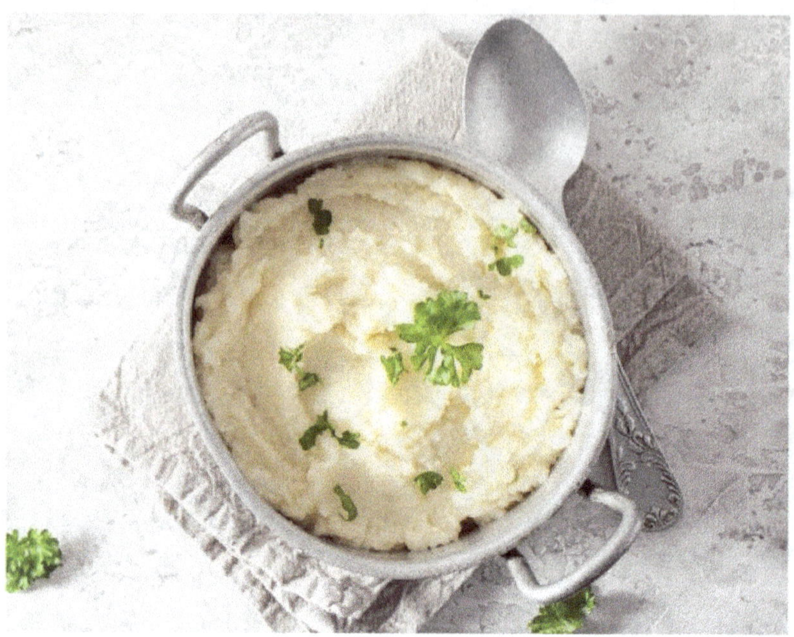

Ingredienti:

- 1 cavolfiore a testa grande.
- ⅓ tazza di latticello magro.
- ¼ di tazza d'acqua.
- 1 cucchiaio di olio extravergine di oliva.
- 1 cucchiaio di aglio tritato.

Preparazione:

1. Il cavolfiore deve essere suddiviso in piccole cimette. Mettilo insieme all'acqua in una grande ciotola adatta al microonde. Mettilo nel microonde per 5 minuti fino a quando il cavolfiore sarà tenero.
Utilizzando un colino, rimuovere l'acqua dalla ciotola.
2. Frulla il latticello, il cavolfiore, l'aglio e l'olio d'oliva a velocità media in un frullatore o in un robot da cucina fino a quando il cavolfiore diventa liscio e cremoso.
3. Servi e divertiti.

10. Mini bocconcini caprese

Tempo di preparazione: 20 minuti | Tempo totale: 20 minuti| Resa: 8 porzioni

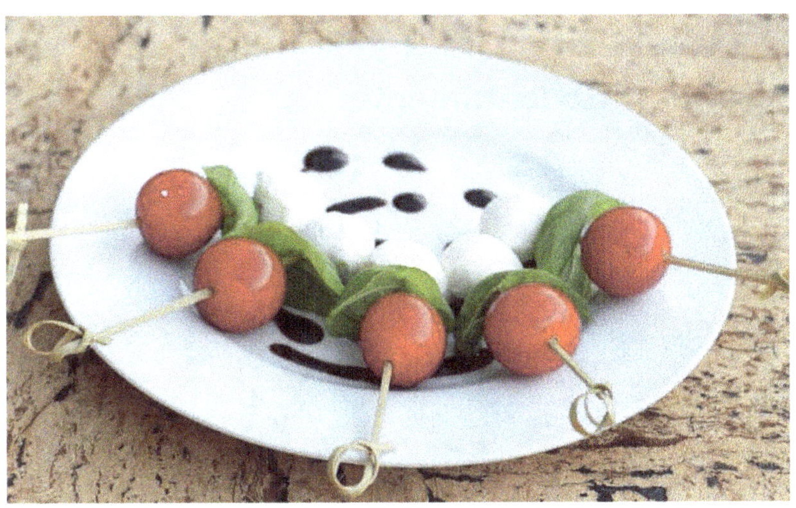

Ingredienti:

- 1 punto pomodorini tagliati a metà
- Da 10 a 12 palline di mozzarella
- 1/4 tazza di olio extra vergine di oliva
- 32 spiedini di legno (4 pollici).
- 2 cucchiai. aceto balsamico
- 1/4 cucchiaino di sale kosher
- 6 foglie di basilico fresco (tagliate sottilmente).
- 1/4 cucchiaino di pepe
- Sale e pepe kosher

Preparazione:

1. Su ogni spiedino infilare 1 metà di pomodoro, 1 pezzo di formaggio e un'altra metà di pomodoro. In un piatto da portata poco profondo, disponete gli spiedini.

2. Unisci l'olio e i seguenti tre ingredienti in una ciotola. Cospargere il composto di olio sugli spiedini e condire con sale e pepe a piacere.

3. È possibile sostituire un pacchetto di mozzarella fresca tagliata in cubetti da 1|2 pollici (8 once) e stecchini di legno.

1. Peperoncino di tacchino cotto lentamente

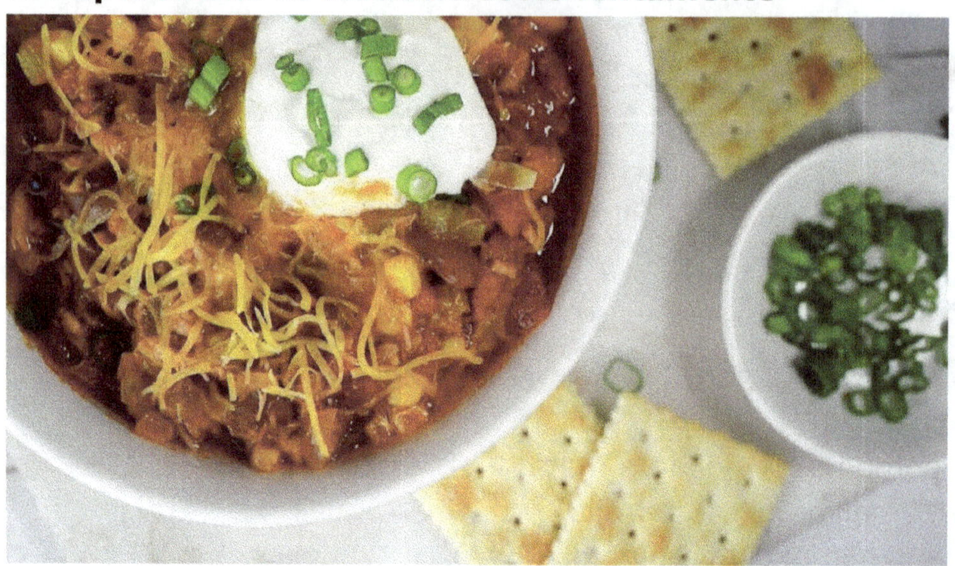

Tempo di preparazione: 10 minuti | Tempo di cottura: 8 ore | Tempo totale: 8 ore e 15 minuti | Resa: 9 porzioni

Ingredienti:

- Spray antiaderente
- Aglio, tritato, mezzo cucchiaino.
- Fagioli rossi, mezza tazza
- Peperone, tagliato a dadini, uno
- Cumino macinato, tre cucchiai.
- Carne di tacchino, due libbre
- Peperoncino in polvere, tre cucchiai.
- Origano secco, un cucchiaino.
- Sedano, tritato finemente, mezza tazza
- Passata di pomodoro, una tazza
- Cipolle, tritate, mezza tazza
- Acqua, due tazze.

Preparazione:

1. In una pentola a cottura lenta, unisci tutti gli ingredienti tranne il tacchino e cuoci per 8 ore.

2. Cuocere fino a quando le fette di tacchino diventano di colore marrone chiaro.

3. Puoi guarnirlo con yogurt greco o quello che preferisci.

4. Il vostro piatto è ora pronto, servitelo e gustatelo.

2. Filetti di merluzzo fritti

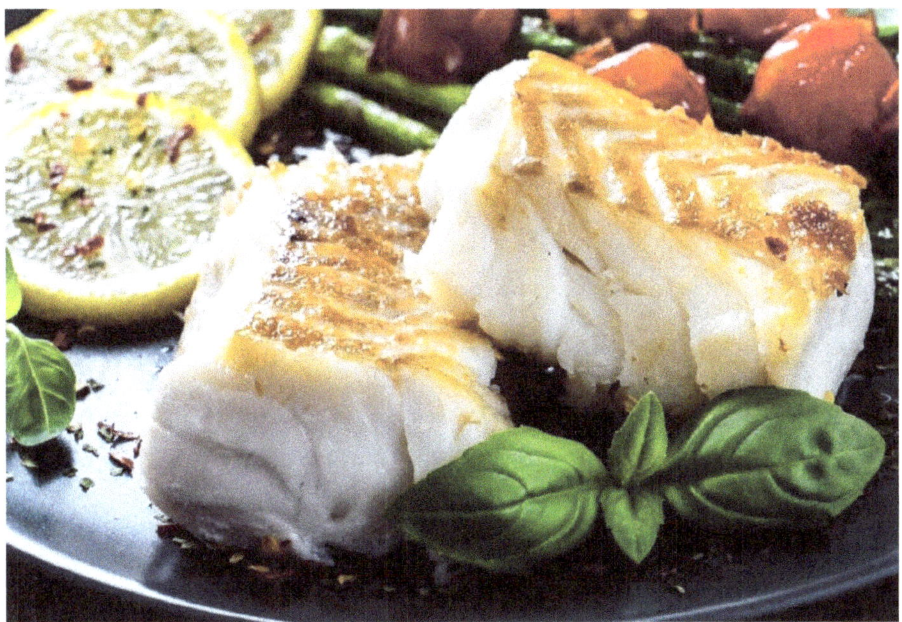

Tempo di preparazione: 5 minuti | Tempo di cottura: 20 minuti | Tempo totale: 25 minuti| Resa: 2 porzioni

Ingredienti:

- Capperi, tre cucchiai.
- Filetto, disossato, due libbre
- Origano secco, un cucchiaino.
- Olio extra vergine di oliva, tre cucchiai.
- Aglio tritato, un cucchiaio.
- Vino bianco, una tazza
- Pepe a piacere
- Sale a piacere
- Farina, mezza tazza.

Preparazione:

1. Aggiungi tutti gli ingredienti insieme e marina i filetti di merluzzo.

2. In una padella profonda, scaldare l'olio e cuocere i filetti di merluzzo dopo averli passati nella farina.

3. Ora puoi servire il tuo piatto con qualsiasi salsa di tua scelta.

4. Può anche essere servito con riso.

3. Tuna Casserole

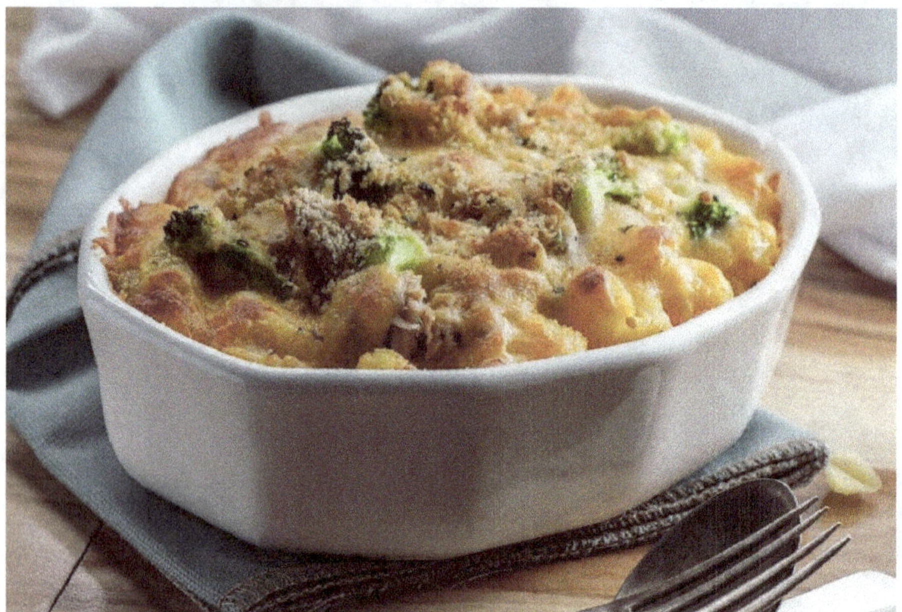

Tempo di preparazione: 10 minuti | Tempo di cottura: 35 minuti | Tempo totale: 45 minuti| Resa: 6-8 porzioni

Ingredienti:

- Tonno, parzialmente cotto, due tazze, tagliato a tocchetti
- Yogurt greco magro, una tazza
- Aglio in polvere, un cucchiaio.
- Senape di Digione, un cucchiaio.
- Formaggio cheddar stagionato grattugiato, una tazza
- Mozzarella grattugiata, mezza tazza.

Preparazione:

1. Preriscaldare il forno a 400 gradi Fahrenheit.

2. In una teglia, mescolare lo yogurt, l'aglio in polvere, la senape di Digione e il tonno.

3. Aggiungi il formaggio, coprilo con carta da forno e inforna per 35 minuti.
4. Togli la pellicola e cuoci alla griglia per 10 minuti.
5. Il tuo piatto è ora pronto.

4. Pollo alla griglia con basilico e aglio

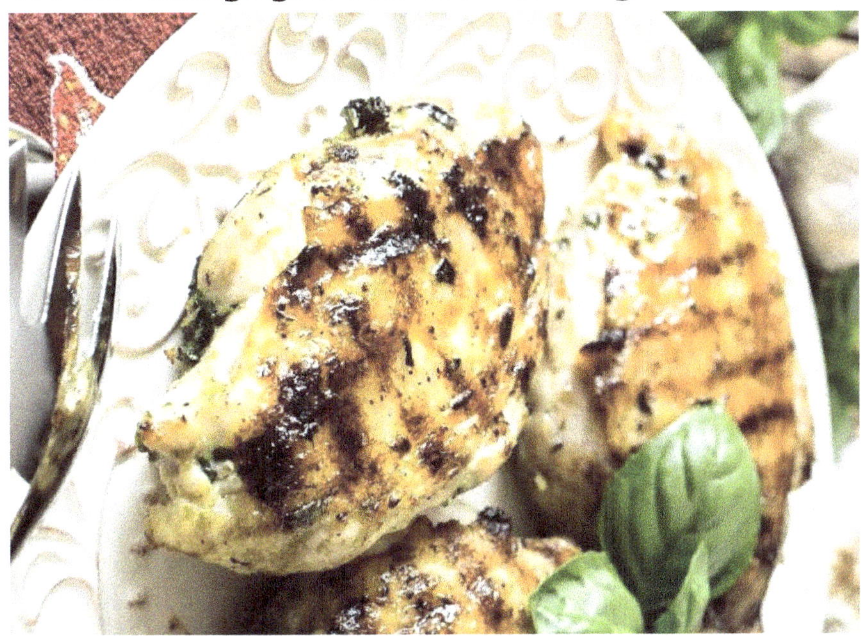

Tempo di preparazione: 10 minuti | Tempo di cottura: 25 minuti | Tempo totale: 35 minuti| Resa: 2 porzioni

Ingredienti:

- Basilico secco, un cucchiaino.
- Yogurt greco magro, una tazza
- Aglio in polvere, un cucchiaio.
- Senape di Digione, un cucchiaio.
- Petto di pollo, un chilo
- Sale a piacere
- Olio d'oliva, due cucchiai.

Preparazione:

1. Aggiungi tutti gli ingredienti insieme in una grande ciotola e mescola.
2. Metti i pezzi di pollo sulla griglia sopra l'olio d'oliva.
3. Cuocere ciascun lato separatamente.
4. Tagliare a pezzi e servire con le verdure grigliate preferite.

5. Può anche essere servito con riso.

5. Zucca estiva ripiena in stile messicano

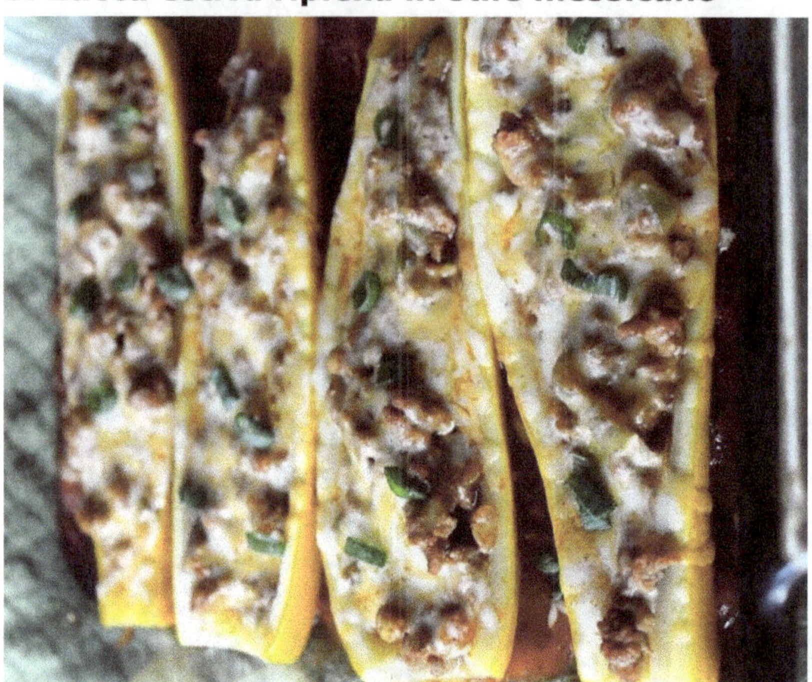

Tempo di preparazione: 5 minuti | Tempo di cottura: 35 minuti | Tempo totale: 40 minuti| Resa: 2 porzioni

Ingredienti:

- Spray antiaderente
- Pomodoro tagliato a cubetti, uno di piccole dimensioni
- Quinoa cotta, ½ tazza
- Fagioli neri fritti, ½ tazza
- Scalogno, tritato, due
- Formaggio Colby Jack grattugiato, una tazza
- Olive nere, affettate, due cucchiai.

Preparazione:

1. Preriscaldare il forno a 400 gradi Fahrenheit.
2. Rimuovi la parte interna della zucca estiva e mettila in una teglia. Prima di infornare, forarlo delicatamente. Quindi cuocere per tre o quattro minuti.
3. Mescolare insieme gli altri ingredienti e riempire la zucca estiva con il ripieno.

4. Ora aggiungi il formaggio e inforna per 20 minuti.
5. Togliere dal forno e guarnire con gli scalogni tritati.
6. Il tuo piatto è pronto per essere servito.

6. Rollatini di melanzane

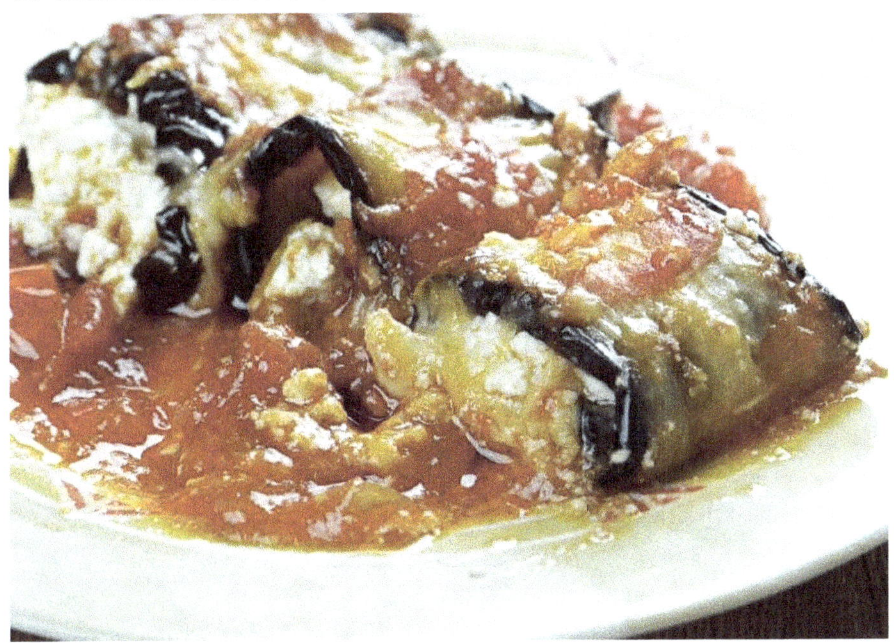

Tempo di preparazione: 15 minuti | Tempo di cottura: 50 minuti | Tempo totale: 1 HRH. 5 minuti| Resa: 6 porzioni

Ingredienti:

- Spinaci freschi, 10 tazze
- Olio extra vergine di oliva, un cucchiaino.
- Ricotta, mezza tazza
- Melanzane, una grande
- Sale, un cucchiaio.
- Mozzarella, mezza tazza
- Aglio tritato, un cucchiaino.
- Uovo, uno
- Salsa marinara, una tazza
- Parmigianino Reggiano cheese, one cup.

Preparazione:

1. Tagliare le melanzane a metà e cospargerle di sale. Lasciare passare 10 minuti.

2. Togliere il sale dalle melanzane e cuocerle per 10 minuti in forno preriscaldato.

3. In una padella, unisci l'olio d'oliva, l'aglio e gli spinaci; rosolare finché gli spinaci non saranno appassiti.

4. Aggiungi la salsa marinara, le melanzane e gli spinaci in una teglia uno alla volta.

5. Aggiungi il formaggio coperto con un foglio di alluminio e inforna per 30 minuti.

6. Cuocere per altri 10 minuti dopo aver rimosso la pellicola.

7. Il vostro piatto è ora pronto, servitelo e gustatelo.

7. Risotto Orzo e Funghi

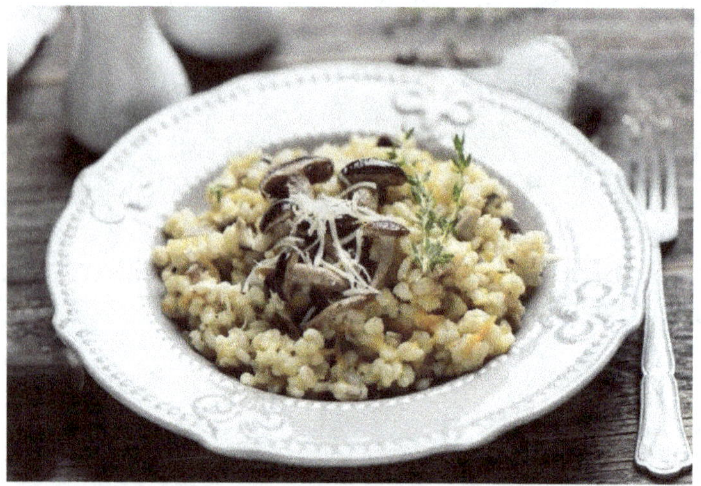

Tempo di preparazione: 5 minuti | Tempo di cottura: 55 minuti | Tempo totale: 60 minuti| Resa: 6 porzioni.

Ingredienti:

- Funghi a fette, quattro tazze
- Aglio, tritato, un cucchiaino.
- Olio extravergine d'oliva, un cucchiaio.
- Foglie di spinaci freschi, tre tazze
- Vino bianco, mezza tazza
- Perdite, tagliate a dadini, due

- Brodo di pollo, una tazza
- Timo, due cucchiaini.
- Orzo, mezza tazza.

Preparazione:

1. Unisci l'olio d'oliva e l'aglio in una padella grande e profonda. Aggiungere i porri e i funghi dopo pochi secondi di cottura.

2. Cuocere per qualche minuto dopo aver aggiunto l'orzo e il timo.

3. Versare il vino e amalgamarlo bene.

4. Aggiungere il brodo e cuocere a fuoco basso per 30 minuti.

5. Incorporate gli spinaci finché non saranno completamente appassiti.

6. Il tuo piatto è pronto.

8. Salmone arrosto alle erbe

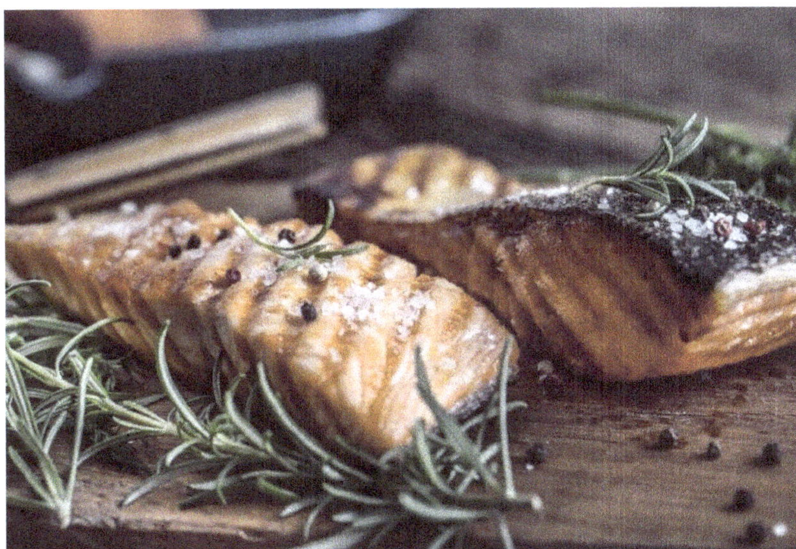

Tempo di preparazione: 10 minuti | Tempo di cottura: 25 minuti | Tempo totale: 35 minuti| Resa: 2 porzioni.

Ingredienti:

- Senape di Digione, un cucchiaio.
- Yogurt greco magro, una tazza
- Aglio in polvere, un cucchiaio.
- Salmone, due libbre.
- Basilico secco, un cucchiaino.
- Origano, due cucchiaini.

- Timo, due foglie.
- Sale a piacere.
- Olio d'oliva, due cucchiai.

Preparazione:

1. Unisci tutti gli ingredienti in una grande ciotola.
2. Versa l'olio d'oliva su una teglia, quindi posiziona i pezzi di salmone
3. Arrostirlo in un forno preriscaldato a 375 gradi Fahrenheit.
4. Tagliare a pezzi e servire con le verdure grigliate preferite.
5. Servilo con riso se lo desideri.

9. Curry al cocco e tofu

Tempo di preparazione: 15 minuti | Tempo di cottura: 30 minuti | Tempo totale: 45 minuti| Resa: 6 porzioni.

Ingredienti:

- Latte di cocco non zuccherato, 2 tazze.
- Aglio tritato, un cucchiaio.
- Cannella, un quarto di cucchiaino.
- Curcuma, mezzo cucchiaino.
- Zenzero grattugiato, un cucchiaio.
- Curry in polvere, due cucchiaini.
- Cumino macinato, mezzo cucchiaino.
- Olio di cocco, tre cucchiai.
- Passata di pomodoro, una tazza.
- Carote, a dadini, due.
- Bok Choi, due steli.
- Brodo di pollo, due tazze.
- Coriandolo fresco, mezza tazza
- Tofu extra solido, 14 once.

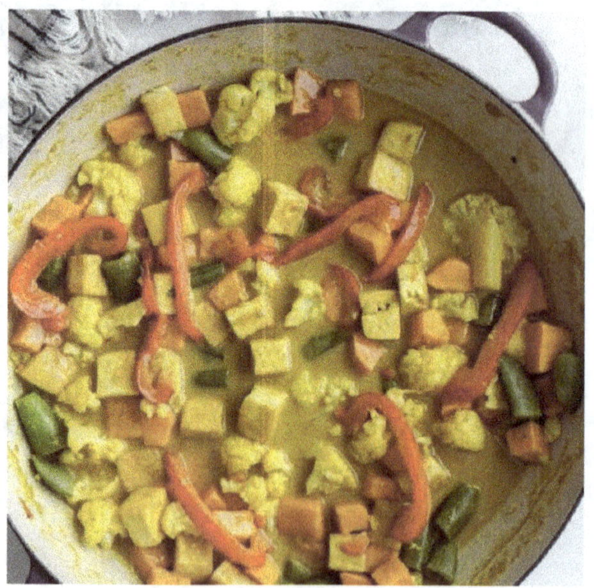

Preparazione:

1. Cuoci i cubetti di tofu nell'olio di cocco per 3–4 minuti fino a formare uno strato duro.

2. Togliere il tofu dalla padella prima di aggiungere gli ingredienti rimanenti.

3. Versare il latte di cocco. Cuocere per qualche minuto dopo aver aggiunto il tofu e il Bok choi al composto.

4. Guarnire con il coriandolo fresco e servire con riso.

10. Torte di granchio al limone e prezzemolo

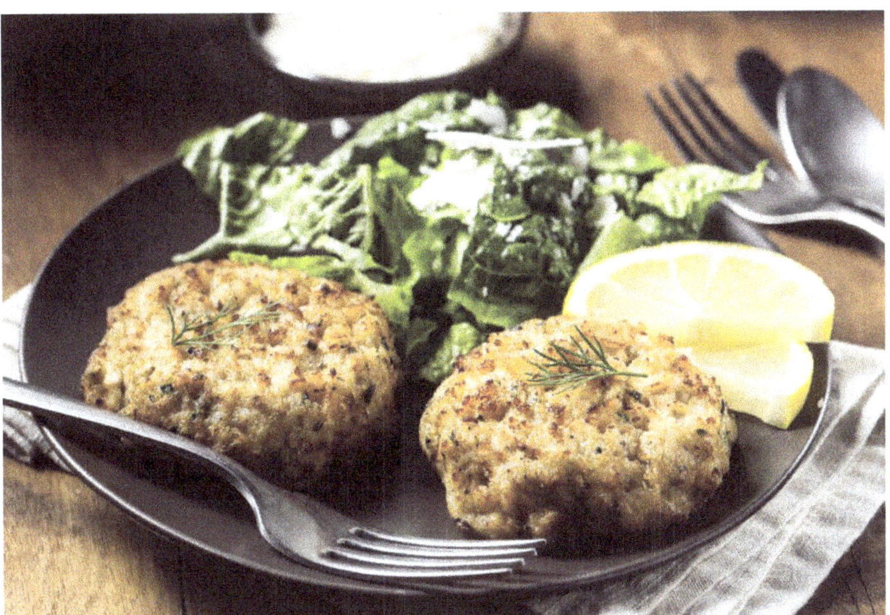

Tempo di preparazione: 15 minuti | Tempo di cottura: 20 minuti | Tempo totale: 35 minuti| Resa: 2 porzioni.

Ingredienti:

*   Spray antiaderente
*   Pangrattato integrale, tre cucchiai.
*   Polpa di granchio, 12 once.
*   Prezzemolo tritato, tre cucchiai.
*   Uovo, uno
*   Pepe di cayenna, un cucchiaino.
*   Senape di Digione, mezzo cucchiaino.
*   Succo spremuto da mezzo limone
*   Maionese a basso contenuto di grassi, due cucchiai.

Preparazione:

1. Unisci la senape di Digione, la polpa di granchio, il pepe di cayenna, il succo di limone, la maionese magra e il prezzemolo in una grande ciotola.
2. Formare delle palline rotonde e immergere nell'uovo prima di ricoprirle con il pangrattato.
3. Friggere le palline e servirle con prezzemolo fresco sopra.

1. Insalata di verdure arrosto, quinoa e ceci

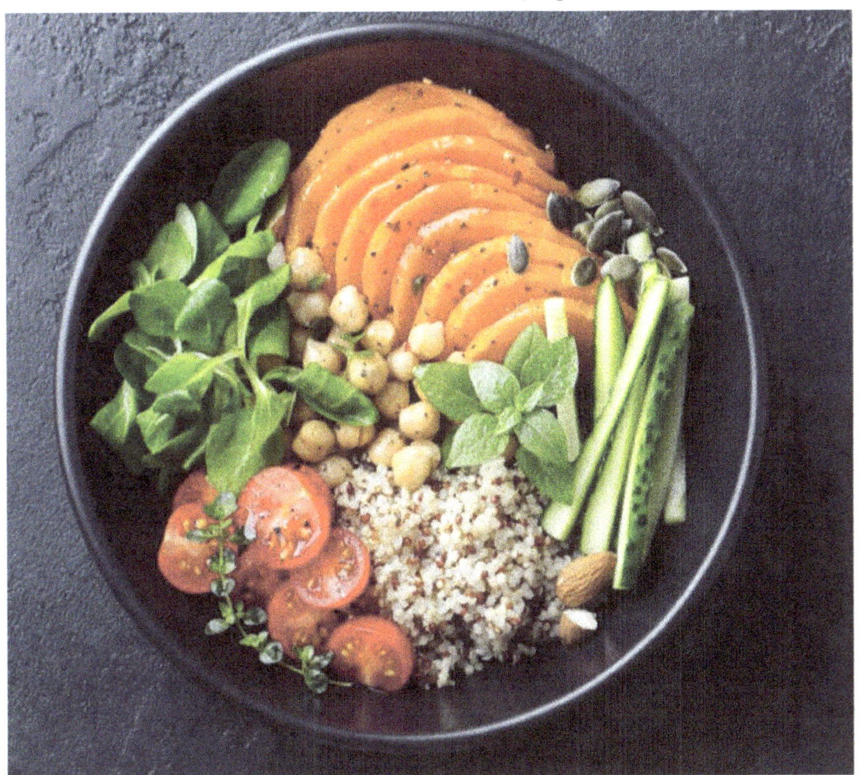

Tempo di preparazione: 10 minuti | Tempo di cottura: 35 minuti | Tempo totale: 45 minuti| Resa: 1 porzione.

Ingredienti:

- Zucchine a dadini, ½ tazza
- Origano secco, un cucchiaino.
- Quinoa, ½ tazza
- Basilico secco, un cucchiaio.
- Ceci cotti, una tazza
- Melanzane a dadini, ½ tazza
- Zucca estiva, tritata, una
- Pomodori tritati finemente, ½ tazza
- Brodo vegetale, una tazza.

Preparazione:

1. Preriscalda il forno e cuoci le verdure per un massimo di 30 minuti.

2. Quando le verdure saranno arrostite, unisci la quinoa e il brodo in una padella e lascia bollire.
3. Far bollire finché tutto il liquido non sarà stato assorbito.
4. Aggiungi tutti gli ingredienti in una ciotola capiente, comprese le spezie, le verdure arrostite e i ceci.
5. Goditi la tua insalata.

2. Insalata di tonno classica

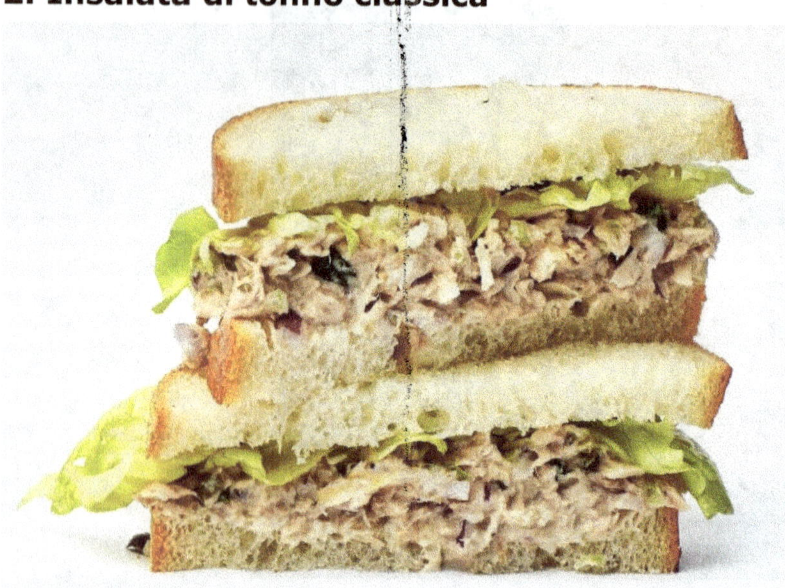

Tempo di preparazione: 10 minuti | Tempo totale: 10 minuti| Resa: 1 porzione.

Ingredienti:
- Tonno cotto, cubetti, ½ tazza
- Senape di Digione, un cucchiaio.
- Succo di limone, un cucchiaio.
- Maionese a base di olio d'oliva, un cucchiaio.
- Sale a piacere.
- Pepe a piacere.
- Cipolla rossa, tritata, un cucchiaio.
- Sottaceti tritati finemente, un cucchiaio.

- Yogurt greco magro, due cucchiai.

Preparazione:

1. In una ciotola, aggiungere i componenti a base liquida e mescolare fino a formare una pasta.
2. Per preparare un'insalata, unisci i cubetti di tonno, i sottaceti affettati e la cipolla.
3. A piacere, condire con sale e pepe.
4. La tua insalata è ora pronta da mangiare.

3. Insalata di cetrioli, avocado, fagioli neri, mais e pomodori

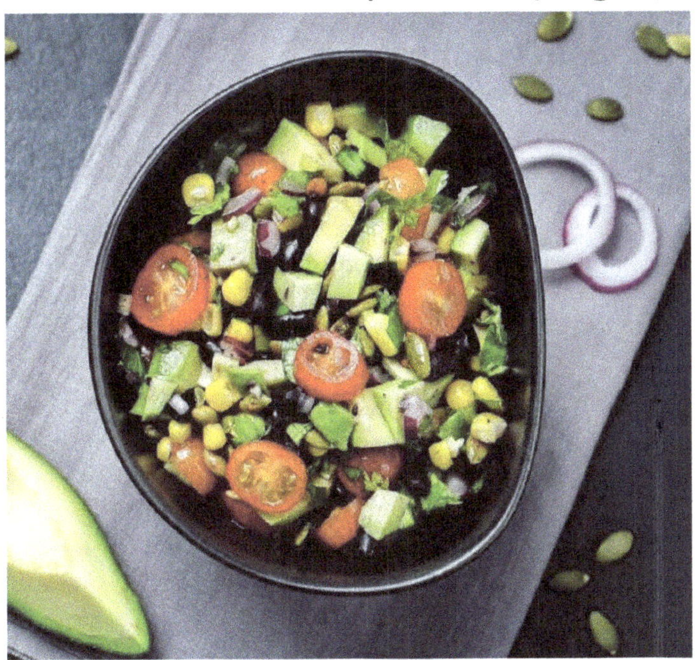

Tempo di preparazione: 10 minuti | Tempo totale: 10 minuti| Resa: 1 porzione.

Ingredienti:

- Pomodori, tritati, 1 tazza
- Succo di limone, un cucchiaio.
- Cetriolo, cubetti, ½ tazza
- Mais, una tazza
- Fagioli neri, una tazza
- Yogurt greco magro, due cucchiai.
- Pepe a piacere

- Maionese a base di olio d'oliva, un cucchiaio.
- Senape di Digione, un cucchiaio.
- Avocado tritato finemente, ½ tazza.

Preparazione:

1. In una ciotola, unisci i componenti a base liquida e mescolare fino a formare una pasta.
2. Per preparare un'insalata, unisci pomodoro, cetriolo, avocado, mais e fagioli neri.
3. Condire con sale e pepe a piacere.
4. La tua insalata è pronta.

4. Insalata di anguria e pollo al balsamico

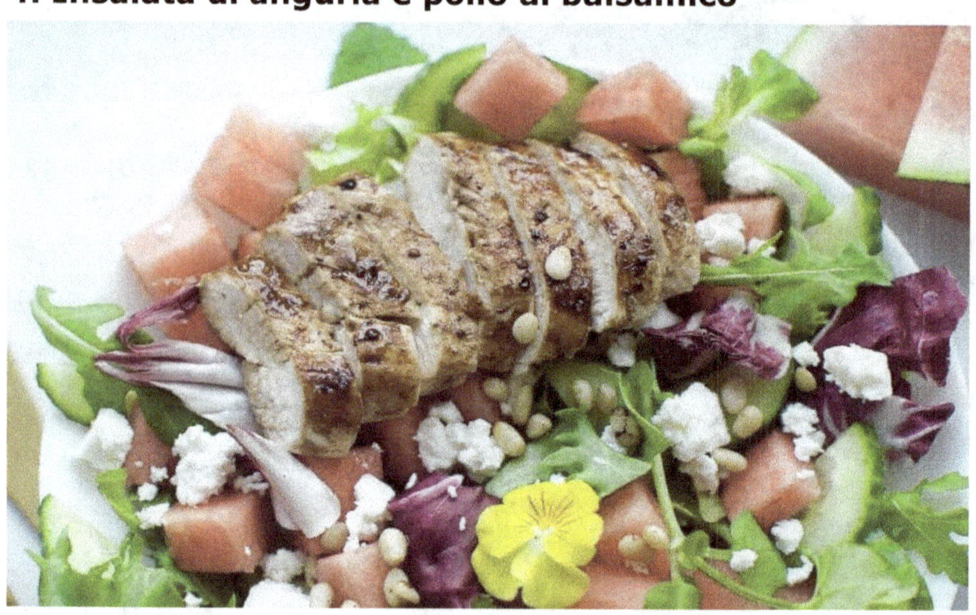

Tempo di preparazione: 10 minuti | Tempo totale: 10 minuti| Resa: 1 porzione

Ingredienti:
- Spinaci baby, una tazza
- Olio d'oliva, un cucchiaio.
- Cubi di anguria
- Succo di limone, un cucchiaio.
- Pollo alla griglia, due petti
- Senape di Digione, un cucchiaio.
- Aceto Balsamico, un cucchiaino

- Mandorle tritate, 5-6
- Il formaggio blu si sbriciola, tre cucchiai
- Pepe a piacere
- Condimento multiuso, un cucchiaino.

Preparazione:

1. Per preparare una pasta, aggiungi e mescola tutti i componenti a base liquida in una ciotola.
2. Per preparare l'insalata, unisci l'anguria, gli spinaci e il formaggio blu.
3. Completare l'insalata con i pezzi di pollo grigliato.
4. Assaggia e aggiungere pepe secondo necessità.
5. Servi la tua insalata e buon appetito.

5. Insalata di pollo

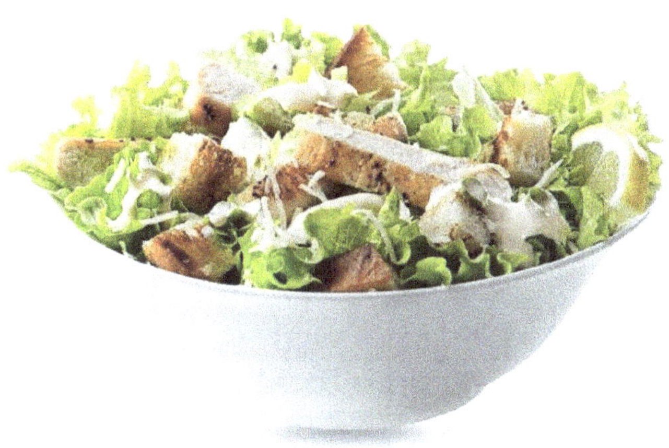

Tempo di preparazione: 10 minuti | Tempo totale: 10 minuti| Resa: 1 porzione.

Ingredienti:
- Maionese a base di olio d'oliva, un cucchiaio.
- Succo di limone, un cucchiaio.
- Yogurt greco magro, due cucchiai.
- Sale a piacere
- Pepe a piacere
- Pollo cotto, cubetti, ½ tazza.

Preparazione:

1. In una ciotola, unisci gli ingredienti a base liquida e mescolare fino a formare una pasta.
2. Metti i cubetti di pollo e mescola bene per preparare un'insalata.
3. Condire con sale e pepe a piacere.
4. La tua insalata è pronta per essere servita.

6. Insalata di pancetta e avocado

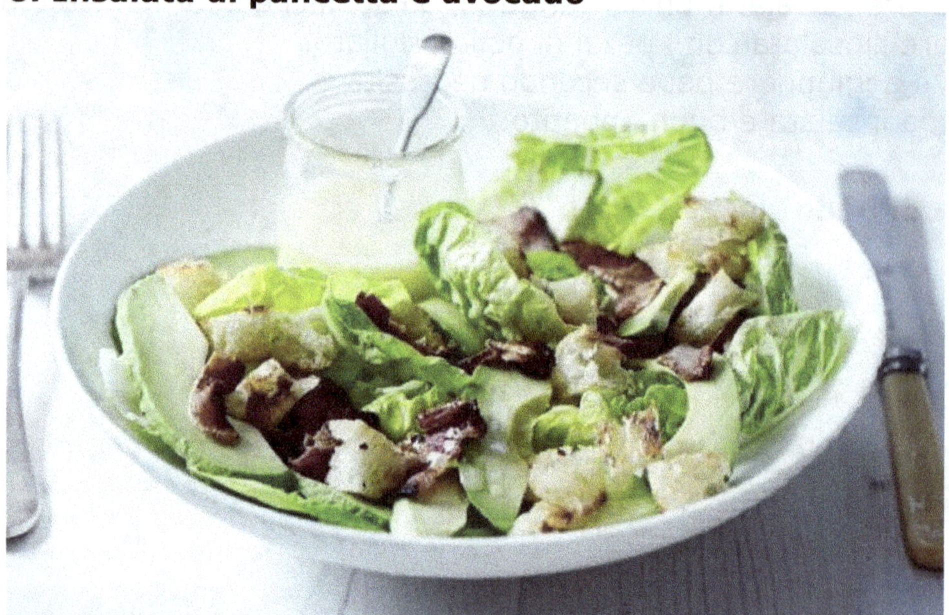

Tempo di preparazione: 10 minuti | Tempo totale: 10 minuti| Resa: 1 porzione.

Ingredienti:
- Avocado, a dadini, una tazza
- Succo di limone, un cucchiaio.
- Maionese a base di olio d'oliva, un cucchiaio.
- Yogurt greco magro, due cucchiai.
- Pancetta cotta, tagliata a pezzetti, una tazza
- Pepe a piacere.

Preparazione:

1. In una ciotola, unisci gli ingredienti a base liquida e mescolare fino a formare una pasta.

2. Aggiungi la pancetta e l'avocado per preparare un'insalata.

3. Condire con sale e pepe a piacere.

4. La tua insalata è ora pronta da mangiare.

7. Insalata di pomodori, cetrioli e basilico

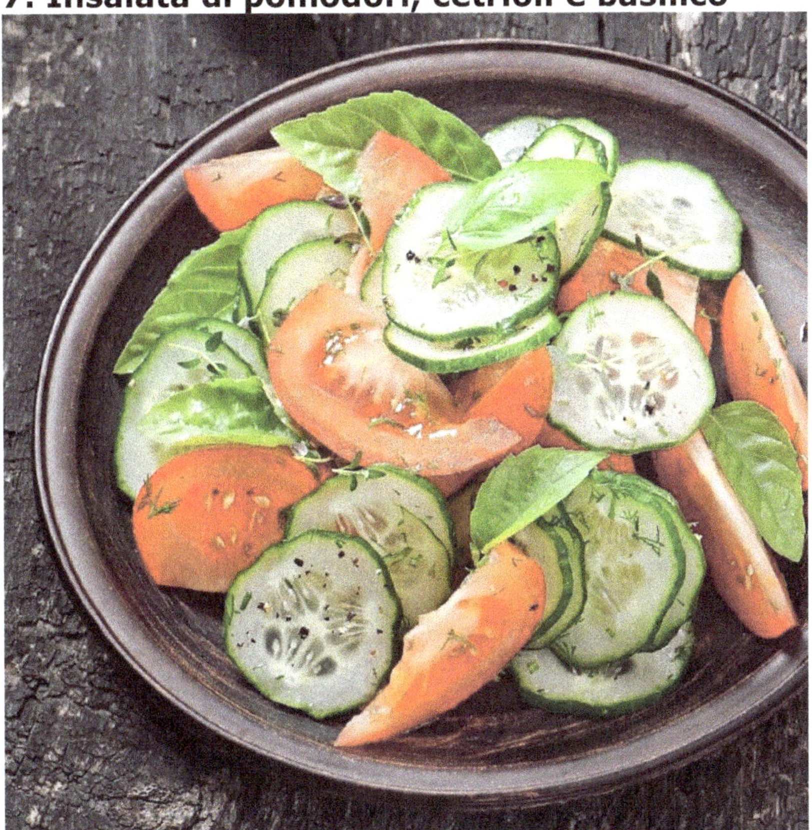

Tempo di preparazione: 10 minuti | Tempo totale: 10 minuti| Resa: 1 porzione.

Ingredienti:

- Pomodori, tritati, 1 tazza
- Succo di limone, un cucchiaio.
- Cipolla rossa, tritata, una
- Yogurt greco magro, due cucchiai.
- Maionese a base di olio d'oliva, un cucchiaio.
- Pepe a piacere
- Cetriolo, cubetti, ½ tazza
- Senape di Digione, un cucchiaio.

- Basilico tritato finemente, ½ tazza.

Preparazione:

1. In una ciotola, unisci gli ingredienti a base liquida e mescolare fino a formare una pasta.

2. Per preparare un'insalata, unisci il pomodoro, il cetriolo, il basilico tritato e la cipolla.

3. Condire con sale e pepe a piacere.

4. Servi la tua insalata.

8. Insalata di pollo, patate e fagiolini

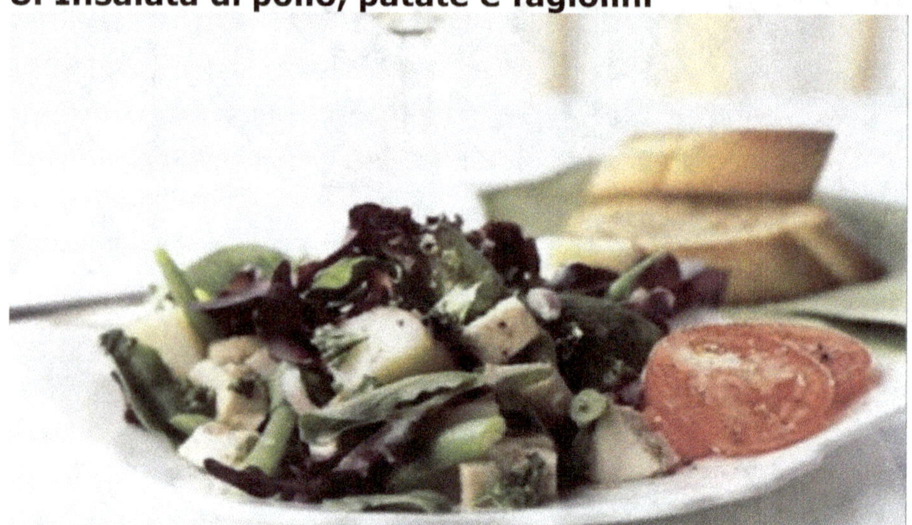

Tempo di preparazione: 10 minuti | Tempo totale: 10 minuti| Resa: 1 porzione.

Ingredienti:

- Fagiolini cotti, una tazza
- Pollo cotto, cubetti, ½ tazza
- Maionese a base di olio d'oliva, un cucchiaio.
- Succo di limone, un cucchiaio.
- Yogurt greco magro, due cucchiai.
- Pepe a piacere
- Senape di Digione, un cucchiaio.
- Sale a piacere
- Patate rosse, cotte e tritate, un cucchiaio.

Preparazione:

1. In una ciotola, unisci gli ingredienti a base liquida e mescolare fino a formare una pasta.
2. Per preparare un'insalata, unisci pollo, fagioli e patate.
3. Condire con sale e pepe a piacere.
4. Servi la tua insalata.

9. Insalata di gamberetti

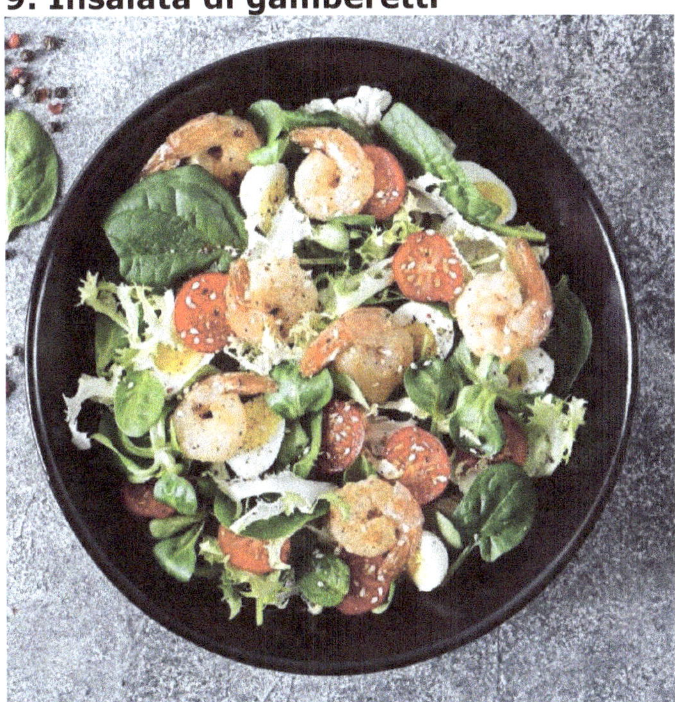

Tempo di preparazione: 10 minuti | Tempo di cottura: 5 minuti | Tempo totale: 15 minuti| Resa: 1 porzione.

Ingredienti:

- Gamberetti, una libbra
- Lattuga a dadini, ½ tazza
- Mezzo limone
- Cetriolo, tritato, uno
- Timo secco, un cucchiaino.
- Salsa di mare, ½ tazza
- Basilico secco, un cucchiaio.
- Maionese a base di olio d'oliva, ½ tazza

- Foglia di alloro, una
- Yogurt greco magro, tre cucchiai.

Preparazione:

1. Porta a ebollizione una grande pentola d'acqua, quindi aggiungere timo, foglie di alloro, succo di limone, gamberetti e basilico essiccato.

2. Quando i gamberetti saranno cotti, scolateli e metteteli da parte a raffreddare.

3. Unisci lo yogurt greco, la maionese e la salsa ai frutti di mare in una ciotola capiente.

4. Infine, aggiungi il cetriolo e la lattuga.

5. Servire l'insalata con sopra i gamberetti raffreddati.

10. Insalata di rucola e parmigiano

Tempo di preparazione: 10 minuti | Tempo totale: 10 minuti| Resa: 1 porzione.

Ingredienti:

- Rucola baby, una tazza
- Maionese a base di olio d'oliva, 2 cucchiai.
- Yogurt greco magro, 2 cucchiai.
- Succo di limone, un cucchiaio.
- Parmigiano, una tazza
- Pepe a piacere

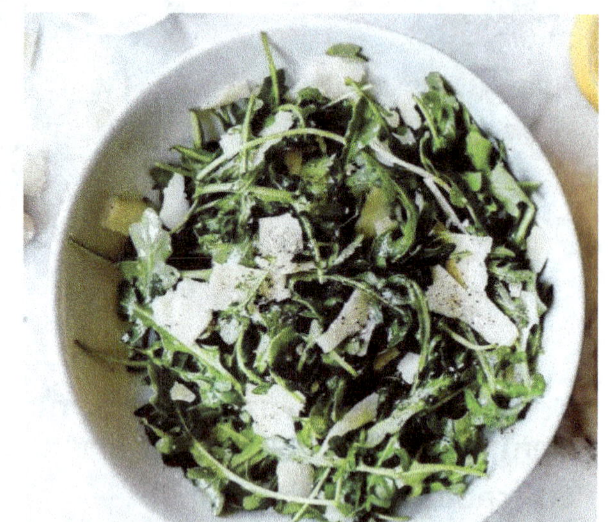

Preparazione:

1. In una ciotola, unisci gli ingredienti a base liquida e mescolare fino a formare una pasta.

2. Per preparare un'insalata, unire la rucola e il parmigiano, quindi mescolare.

3. Condire con pepe a piacere.

4. Servi la tua insalata.

1. Zuppa di tacchino

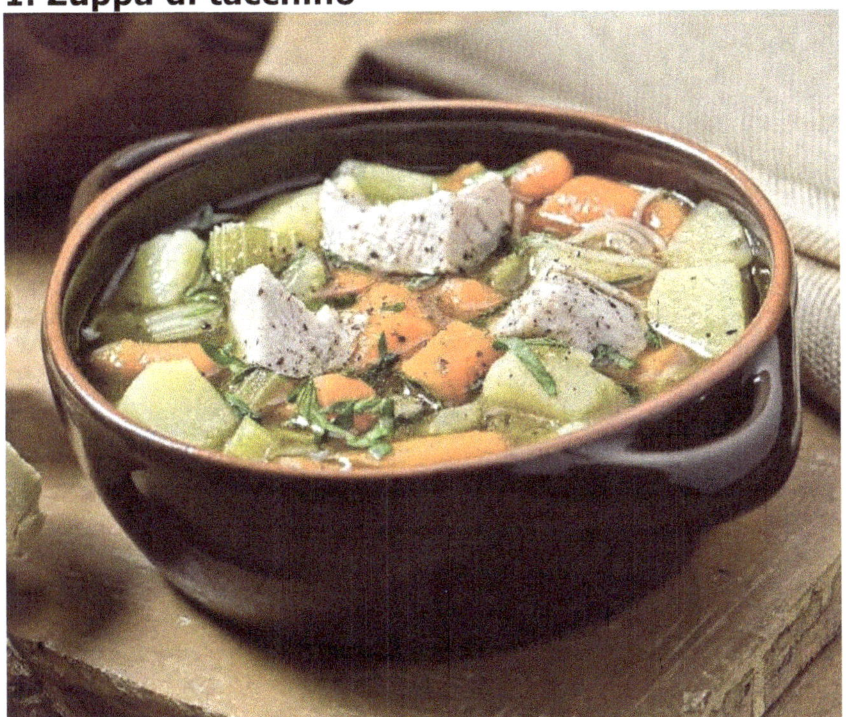

Tempo di preparazione: 20 minuti | Tempo di cottura: 60 minuti | Tempo totale: 1 ora e 20 minuti | Resa: 3-4 porzioni.

Ingredienti:

- Brodo di tacchino, quattro tazze
- Olio extravergine d'oliva, due cucchiai.
- Cipolla, quattro di piccole dimensioni.
- Funghi, mezza tazza
- Verdure miste, una tazza.
- Carne di tacchino, due libbre.
- Sale a piacere.
- Pepe a piacere.
- Timo, tre sorgenti.

Preparazione:

1. Cuocere sul fuoco tutti gli ingredienti per circa 50 minuti, escluso il brodo di tacchino.
2. Usando un robot da cucina, mescola tutto insieme.

3. Unisci il composto con il brodo di tacchino in una pentola e lascia bollire per 10 minuti.
4. Condire a piacere con sale e pepe.
5. La tua zuppa è pronta.

2. Zuppa di verdure

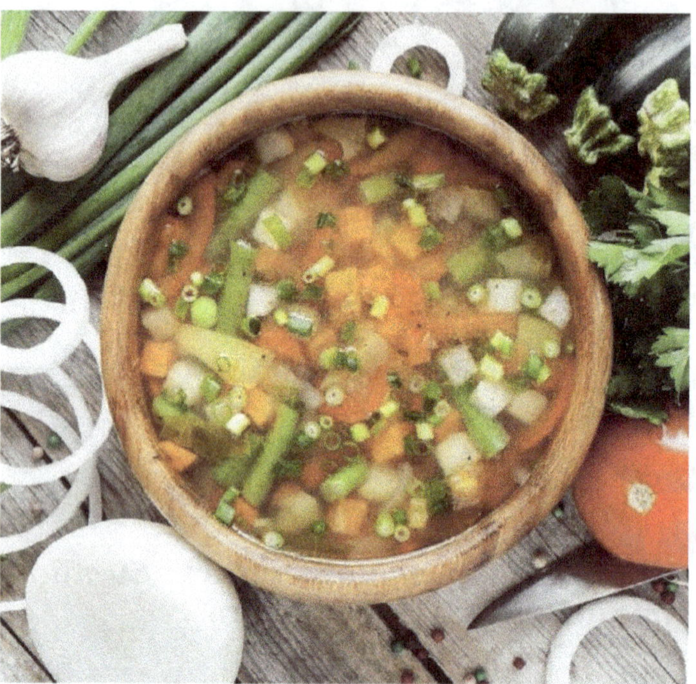

Tempo di preparazione: 10 minuti | Tempo di cottura: 18 minuti | Tempo totale: 28 minuti| Resa: 4 porzioni

Ingredienti:

- Cavolo tritato, quattro tazze
- Carote a dadini, una tazza
- Cipolle a dadini, una tazza
- Passata di pomodoro, due cucchiai.
- Aglio tritato, due spicchi
- Peperoni, due, tritati
- Fagiolini, una tazza
- Broccoli, una tazza
- Foglie di alloro, due
- Brodo di manzo, quattro tazze

- Zucchine, una tazza
- Sale a piacere
- Timo, mezzo cucchiaino.
- Basilico, mezzo cucchiaino.
- Pepe a piacere

Preparazione:

1. In una pentola, scalda l'olio, quindi cuoci le cipolle e le carote finché sono tenere.

2. Cuocere per cinque minuti dopo aver aggiunto le carote e i fagiolini.

3. Ora aggiungi il resto degli ingredienti e cuoci per 15-20 minuti finché non si forma un composto.

4. Rimuovere le foglie di alloro dalla zuppa.

5. La tua zuppa è pronta.

4. Brodo di pollo

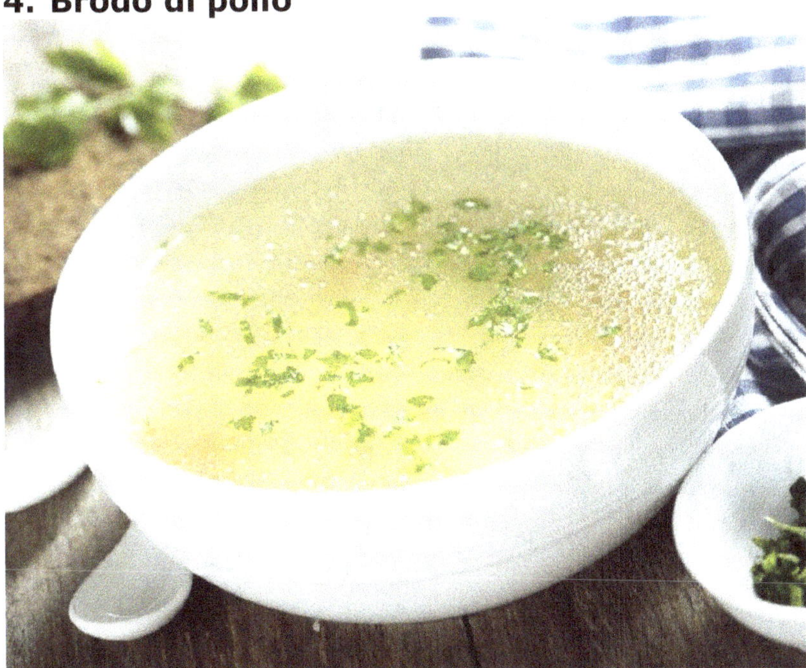

Tempo di preparazione: 15 minuti | Tempo di cottura: 2 ore. 30 minuti | Tempo totale: 2 ore. 45 minuti | Resa: 3 porzioni.

Ingredienti:

- Pollo con osso, un chilo
- Cipolla, tagliata a dadini, due di medie dimensioni

- Sedano, tagliato a pezzi
- Timo secco, un cucchiaino.
- Rosmarino essiccato, un cucchiaino.
- Carote, a dadini, due di medie dimensioni.
- Sale, secondo il vostro gusto.
- Acqua, due tazze.

Preparazione:

1. In una padella profonda, unisci tutti gli ingredienti sopra elencati e fai bollire.
2. Se si forma della schiuma sopra lo strato, scartare e coprire la padella per 2 ore e 30 minuti.
3. Fai bollire la miscela a fuoco basso per il tempo sopra specificato.
4. Togliere i sedimenti e condire la zuppa con sale.
5. La tua zuppa è pronta.

4. Zuppa di broccoli e patate

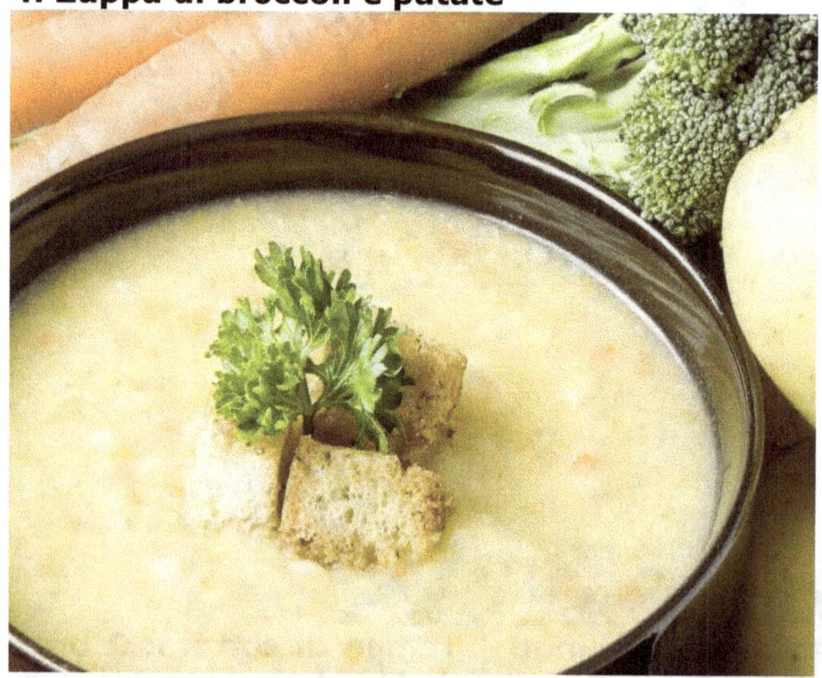

Tempo di preparazione: 10 minuti | Tempo di cottura: 1 ora. 10 minuti | Tempo totale: 1 ora. 20 minuti| Resa: 3 porzioni.

Ingredienti:

- Broccoli, una tazza

- Patate, quattro di piccole dimensioni
- Olio extravergine d'oliva, due cucchiai.
- Cipolla affettata, una di medie dimensioni
- Timo, tre sorgenti
- Brodo di pollo, una tazza.

Preparazione:

1. Preriscalda il forno e arrostisci tutti gli ingredienti, tranne il brodo di pollo, per 50-60 minuti.
2. Usando un robot da cucina, mescola tutto insieme.
3. Unisci il mix con il brodo di pollo in una pentola e fai bollire per 10 minuti.
4. La tua zuppa è ora pronta da mangiare.

5. Zuppa di pollo cremosa

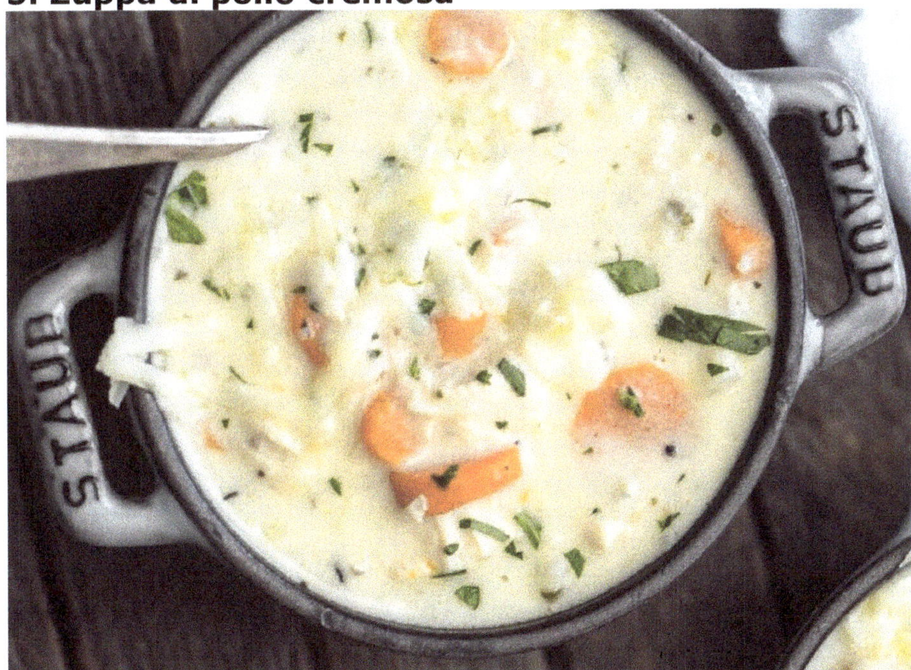

Tempo di preparazione: 15 minuti | Tempo di cottura: 30 minuti | Tempo totale: 45 minuti| Resa: 1 porzione.

Ingredienti:

- Olio d'oliva, un cucchiaio.
- Pomodori, a dadini, due
- Carote, a dadini, una
- Cipolla, tagliata a dadini, una

- Funghi a dadini, due
- Petto di pollo fresco, cotto, uno grande
- Finocchio, in polvere, un cucchiaino
- Brodo di pollo, due tazze.
- Panna acida a basso contenuto di grassi, ½ tazza
- Aglio in polvere, un cucchiaino.
- Prezzemolo essiccato, un cucchiaino.
- Salvia essiccata, un cucchiaino.
- Timo essiccato, un cucchiaino.
- Rosmarino essiccato, un cucchiaino.

Preparazione:

1. Ammorbidire le carote e le cipolle in una padella.
2. Unisci tutti gli ingredienti nel brodo di pollo e cuoci per 15-20 minuti.
3. Aggiungi la panna acida e cuoci per altri 5-10 minuti.
4. La tua zuppa è pronta.

6. Zuppa di patate

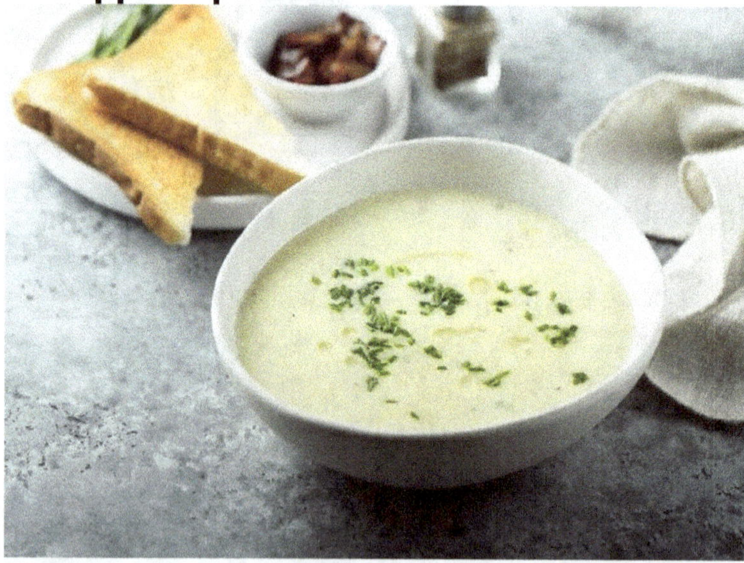

Tempo di preparazione: 10 minuti | Tempo di cottura: 1 ora. 5 minuti | Tempo totale: 1 ora. 15 minuti| Resa: 4 porzioni.

Ingredienti:
- Brodo di pollo, una tazza

- Patate, quattro di piccole dimensioni
- Olio extravergine d'oliva, due cucchiai.
- Cipolla affettata, una di medie dimensioni
- Timo, tre sorgenti.

Preparazione:

1. Preriscalda il forno e arrostisci tutti gli ingredienti, tranne il brodo di pollo, per 50-60 minuti.

2. Rimuovere la pelle da tutti gli ingredienti e mescolarli accuratamente in un robot da cucina.

3. Unisci il mix con il brodo di pollo in una pentola e fai bollire per 10 minuti.

4. La tua zuppa è pronta.

7. Brodo di fagioli bianchi e ossa

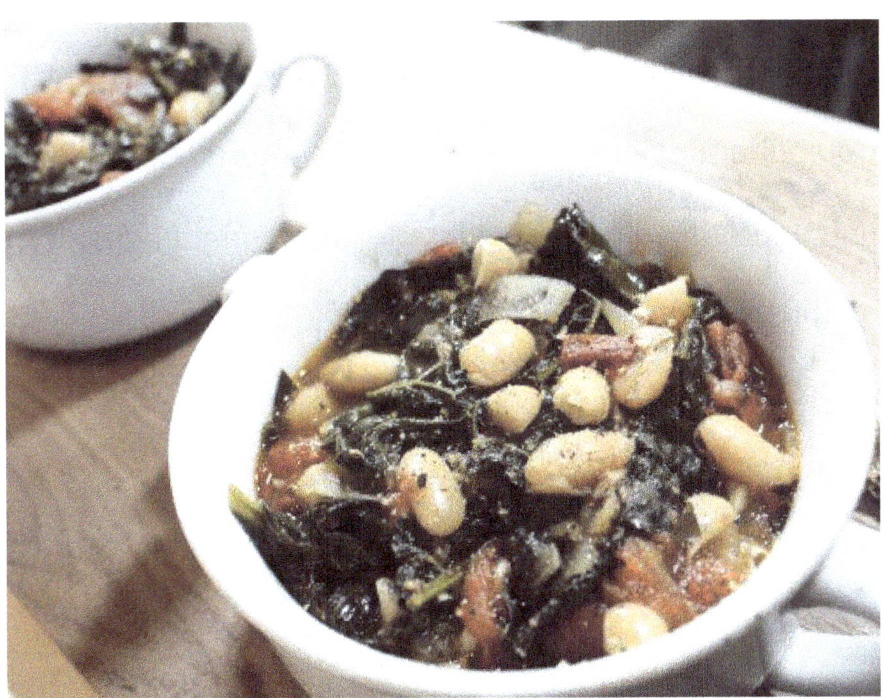

Tempo di preparazione: 10 minuti | Tempo di cottura: 40 minuti | Tempo totale: 50 minuti| Resa: 4 porzioni.

Ingredienti:

- Cipolla tagliata a cubetti, una di medie dimensioni
- Olio extravergine d'oliva, un cucchiaio.

- Brodo di ossa di pollo, due tazze
- Zucchine, di piccole dimensioni, una
- Carota, a dadini, una
- Spicchi d'aglio, 3-4
- Spinaci, una testa
- Cannellini beans, one cup
- Pepe di cayenna, un pizzico
- Pomodori, tritati, quattro di media grandezza
- Timo, un cucchiaino.
- Prezzemolo, ¼ di tazza, tritato
- Basilico, ¼ di tazza, tritato
- Gelatina di manzo mescolata con acqua, due cucchiai.
- Parmigiano, secondo la vostra esigenza
- Sale, per sapore.

Preparazione:

1. Scaldare l'olio in una padella e aggiungere la cipolla; quando la cipolla sarà tenera e traslucida, aggiungere gli spicchi d'aglio e far cuocere per qualche minuto, quindi aggiungere le spezie e le carote e far cuocere per un minuto.

2. Cuocere per un minuto dopo aver aggiunto le zucchine e i pomodori.

3. Aggiungi i fagioli e il brodo di ossa nella pentola.

4. Verso la fine aggiungere il formaggio, il basilico, il prezzemolo e il sale qb e cuocere per un minuto.

5. La tua zuppa è pronta.

8. Zuppa di pere e noci

Tempo di preparazione: 20 minuti | Tempo di cottura: 1 ora. 20 minuti | Tempo totale: 1 ora. 40 minuti| Resa: 6-7 porzioni.

Ingredienti:

- Zucca butternut, una grande
- Olio extravergine d'oliva, due cucchiai.
- Pera, due di piccole dimensioni
- Brodo di pollo, una tazza
- Cipolla affettata, una di medie dimensioni
- Timo, tre sorgenti
- Latte scremato, una tazza

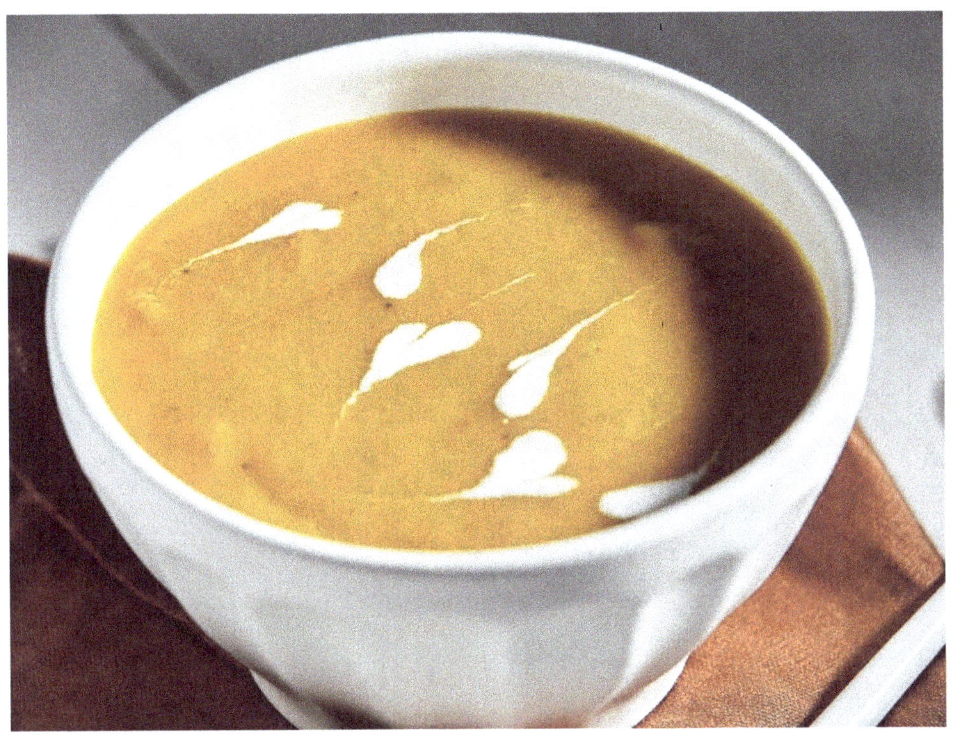

Preparazione:

1. In un forno preriscaldato, arrostire tutti gli ingredienti tranne il brodo di pollo e il latte per circa 50-60 minuti.
2. Rimuovere la pelle da tutti gli ingredienti e mescolarli accuratamente in un robot da cucina.
3. Unisci il composto con il brodo di pollo in una pentola e fai bollire per 10 minuti.
4. Versare il latte e lasciare bollire per 5-6 minuti.
5. La tua zuppa è pronta.

9. Zuppa di brodo di cavolo riccio e pollo

Tempo di preparazione: 10 minuti | Tempo di cottura: 1 ora. 30 minuti | Tempo totale: 1 ora. 40 minuti| Resa: 4 porzioni.

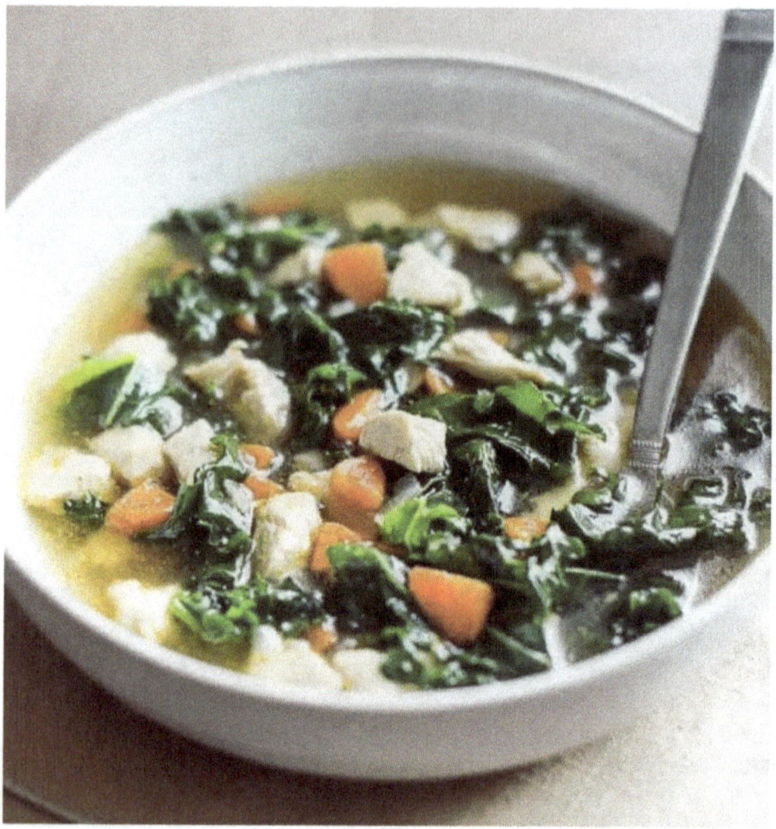

Ingredienti:

- Foglie di cavolo riccio, quattro, tagliate a pezzetti grandi
- Brodo di pollo, due tazze
- Cipolla, tagliata a dadini, due grandi
- Cavolo cappuccio a fette, tre tazze
- Olio extra vergine di oliva, tre cucchiai.
- Sedano, due tazze
- Prezzemolo essiccato, un cucchiaino.
- Pollo tagliuzzato, due libbre
- Origano essiccato, un cucchiaino.
- Succo di limone, un cucchiaio.
- Spicchi d'aglio, quattro
- Pepe nero, un cucchiaino.

Preparazione:

1. In una padella, scalda l'olio d'oliva e aggiungi le cipolle e le carote.
2. Quando iniziano ad ammorbidirsi, aggiungere il cavolo e fai sobbollire per un minuto.
3. Prepara una zuppa aggiungendo il pollo sminuzzato, il brodo di pollo e le spezie.
4. Aggiungi nella padella il cavolo riccio, le zucchine e il sedano, nonché il succo di limone.
5. Cuocere per un'ora a fuoco basso.
6. La tua zuppa è pronta.

10. Brodo di pollo con funghi e fagioli

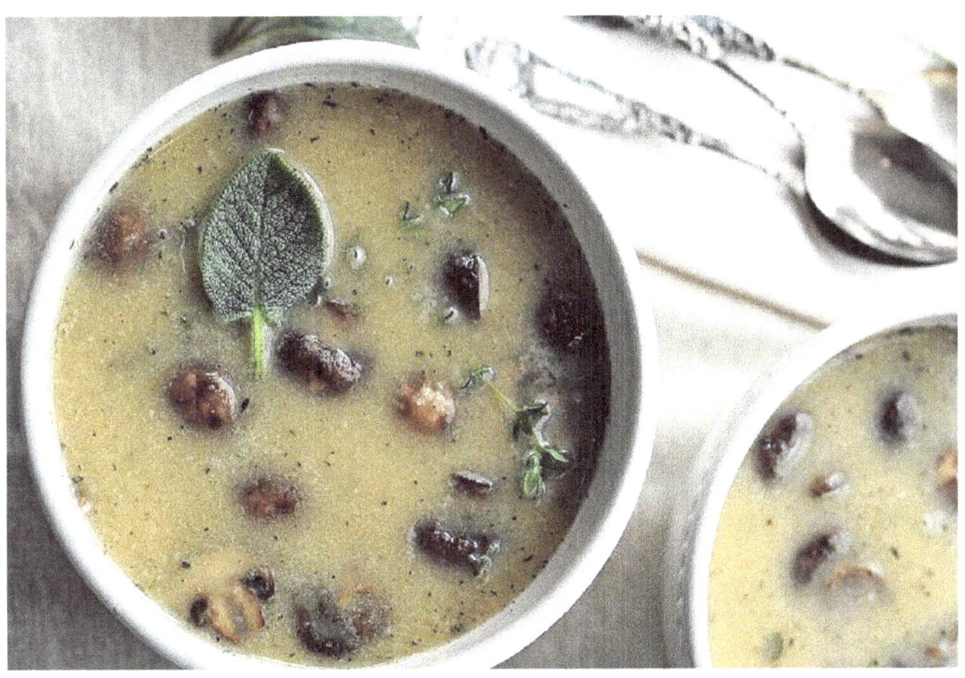

Tempo di preparazione: 20 minuti | Tempo di cottura: 2 ore. 30 minuti | Tempo totale: 2 ore. 50 minuti| Resa: 5-6 porzioni.

Ingredienti:

- Funghi tritati, una tazza

- Fagioli rossi, una tazza
- Aglio tritato, due spicchi
- Cavolo, uno, tritato
- Brodo di pollo, quattro tazze
- Zucchine, una tazza
- Condimento italiano, un cucchiaino.
- Sale a piacere
- Carote a dadini, due tazze
- Cipolle, tagliate a dadini, una piccola
- Passata di pomodoro, due tazze.

Preparazione:

1. In una padella, unisci i funghi, le carote, la cipolla e l'olio e cuoci finché sono teneri.

2. Cuocere per qualche minuto dopo aver aggiunto l'aglio.

3. Aggiungete gli altri ingredienti e continuate la cottura a fuoco basso per circa due ore.

4. Ora è il momento di servire e gustare la zuppa.

1. Polpette di manzo macinato

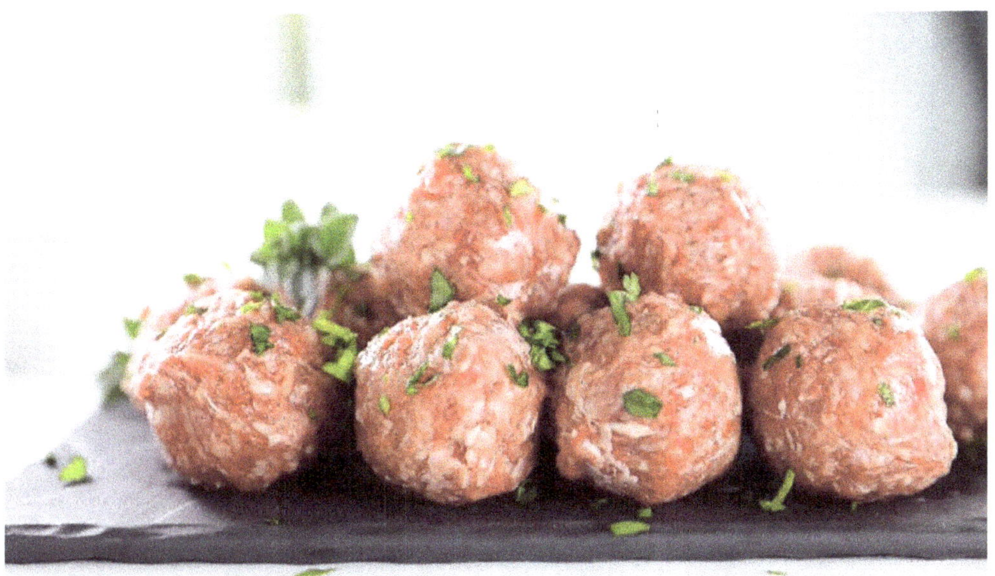

Tempo di preparazione: 15 minuti |Tempo di cottura: 20| Tempo totale: 35 minuti| Resa: 2 porzioni

Ingredienti:

- Spray antiaderente
- Pangrattato integrale, tre cucchiai.
- Senape di Digione, mezzo cucchiaino.
- Succo spremuto da mezzo limone
- Carne di manzo macinata, 12 once.
- Uovo, uno
- Pepe di cayenna, un cucchiaino.
- Maionese a basso contenuto di grassi, due cucchiai.
- Prezzemolo tritato, tre cucchiai.

Preparazione:

1. Aggiungi e mescola la senape di Digione, la carne macinata, il pepe di cayenna, il succo di limone, la maionese a basso contenuto di grassi e il prezzemolo in una grande ciotola.

2. Formare delle palline rotonde e immergere nell'uovo prima di passarle nel pangrattato.

3. Friggere le palline e servirle con il prezzemolo fresco sopra.

2. Filetti di pollo fritto

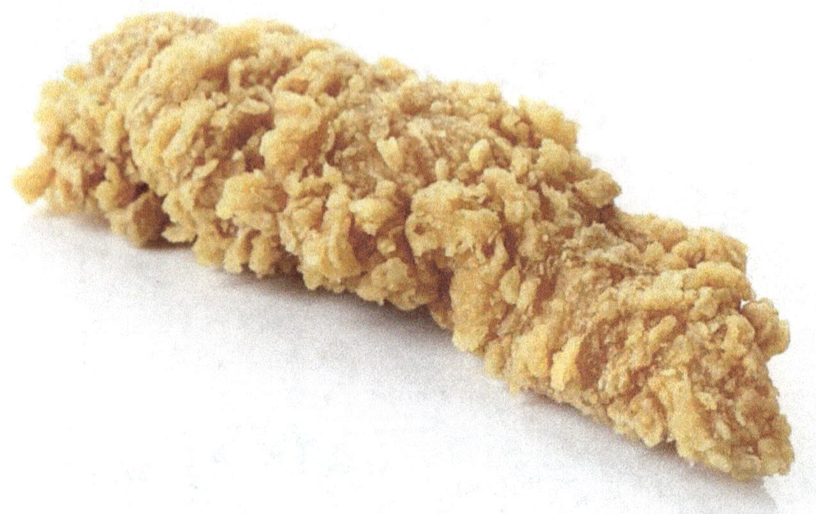

Tempo di preparazione: 5 minuti | Tempo di cottura: 20 | Tempo totale: 25 minuti| Resa: 2 porzioni.

Ingredienti:

- Filetto di pollo, due libbre
- Origano secco, un cucchiaino.
- Capperi, tre cucchiai.
- Aglio tritato, un cucchiaio.
- Olio extra vergine di oliva, tre cucchiai.
- Pepe a piacere
- Sale a piacere
- Farina, mezza tazza
- Vino bianco, una tazza.

Preparazione:

1. Aggiungi tutti gli ingredienti insieme e marina i filetti di pollo.
2. In una padella profonda, scaldare l'olio e cuocere i filetti di merluzzo dopo averli passati nella farina.
3. Ora puoi servire il tuo piatto con qualsiasi salsa di tua scelta.
4. Può anche essere servito con riso.

3. Joe sciatti

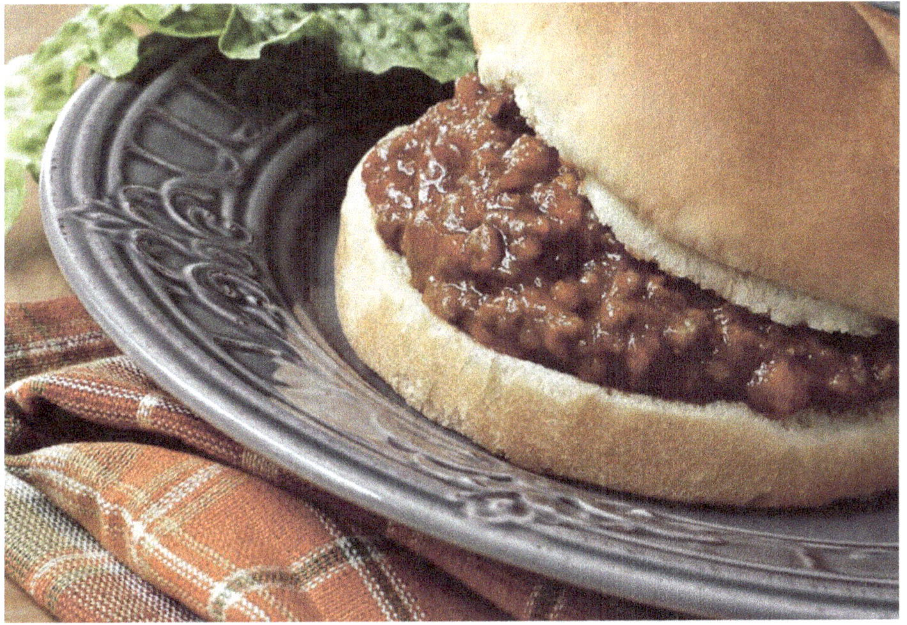

Tempo di preparazione: 10 minuti | Tempo di cottura: 20 | Tempo totale: 30 minuti| Resa: 2 porzioni.

Ingredienti:

- Spray da cucina antiaderente
- Sedano tritato, mezza tazza
- Pomodoro, tagliato a cubetti, uno di media grandezza
- Strisce di manzo, extra magra, una libbra
- Zucchero di canna, un cucchiaio.
- Senape di Digione, due cucchiai.
- Olio extra vergine di oliva, tre cucchiai.
- Cipolla tritata, metà.
- Sale a piacere.
- Prezzemolo, mezza tazza, tritato finemente.
- Salsa Worchestershire, un cucchiaino.

Preparazione:

1. In una padella, cuocere le striscioline di manzo finché non saranno dorate.

2. In una padella separata, scaldare l'olio d'oliva e le cipolle per due o tre minuti.

3. Cuocere per qualche minuto dopo aver aggiunto i pomodori, quindi aggiungere la salsa Worcestershire e cuocere per altri pochi minuti.
4. Cuocere per qualche minuto dopo aver aggiunto lo zucchero di canna, la senape di Digione e il sedano tritato.
5. Incorporate le strisce di manzo e il prezzemolo.

4. Peperoncino di manzo a cottura lenta

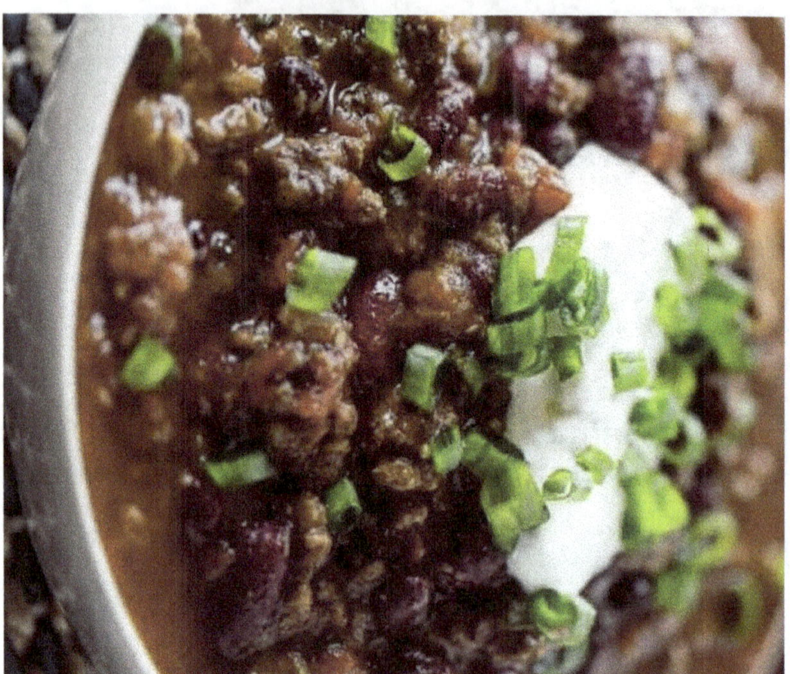

Tempo di preparazione: 10 minuti | Tempo di cottura: 8 ORE | Tempo totale: 8 ore. 10 minuti| Resa: 8-10 porzioni.

Ingredienti:

- Spray antiaderente
- Aglio, tritato, mezzo cucchiaino.
- Peperoncino in polvere, tre cucchiai.
- Fagioli rossi, mezza tazza
- Peperone, tagliato a dadini, uno
- Origano secco, un cucchiaino.
- Passata di pomodoro, una tazza
- Sedano, tritato finemente, mezza tazza
- Carne di manzo, due libbre, tagliata molto piccola

- Cipolle, tritate, mezza tazza
- Acqua, due tazze
- Cumino macinato, tre cucchiai.

Preparazione:

1. In una pentola a cottura lenta, unisci tutti gli ingredienti tranne la carne di manzo e cuoci per 8 ore.
2. Cuocere finché i pezzi di manzo non diventano di colore marrone chiaro.
3. Puoi guarnirlo con yogurt greco o quello che preferisci.
4. Il tuo piatto è pronto

5. Nachos di pollo e peperoni dolci

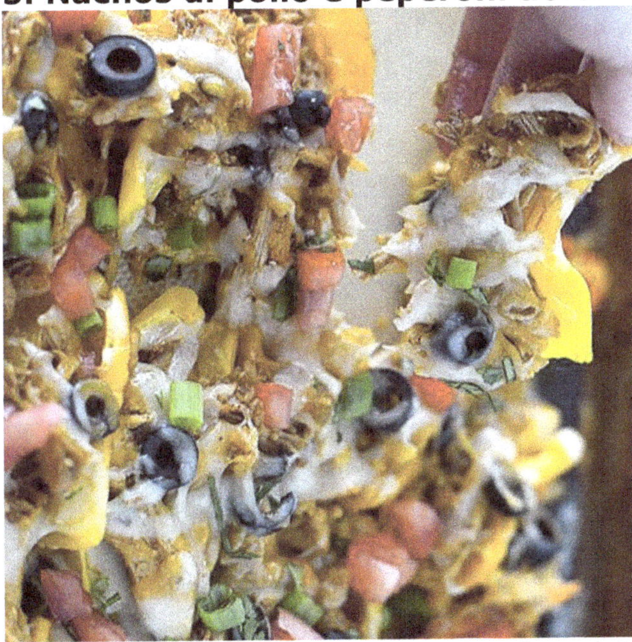

Tempo di preparazione: 10 minuti | Tempo di cottura: 20 | Tempo totale: 30 minuti| Resa: 6 porzioni.

Ingredienti:

- Mini peperoni, una libbra
- Spray da cucina antiaderente
- Aglio in polvere, mezzo cucchiaino.
- Pomodoro, tagliato a cubetti, uno di media grandezza
- Formaggio grattugiato, una tazza
- Olio extra vergine di oliva, tre cucchiai.
- Petto di pollo tagliuzzato, due tazze

- Pepe appena macinato a piacere.
- Olive nere a fette, mezza tazza
- Cumino in polvere, mezzo cucchiaino.
- Paprika, mezzo cucchiaino.
- Cipolla tritata, metà
- Sale a piacere
- Scalogno, per guarnire, tritato
- Peperoncini jalapeno, pochi.

Preparazione:

1. Preriscalda il forno a 400 gradi Fahrenheit e cuoci i peperoni per 10 minuti.
2. Nel frattempo, unisci l'olio d'oliva, le cipolle, l'aglio, il pollo, i pomodori, il cumino in polvere, la paprika, il pepe e il sale in una padella.
3. Cuocilo accuratamente.
4. Riempire i peperoni piccoli con il composto e guarnirli con qualche oliva, formaggio e peperoncini jalapeño. Cuocere per altri dieci minuti.
5. Guarnire con scalogno tritato.

6. Panini al pollo italiani

Tempo di preparazione: 10 minuti | Tempo di cottura: 4 ORE | Tempo totale: 4 ORE. 10 minuti| Resa: 4 porzioni.

Ingredienti:

- Fette di pane, 8-10
- Aceto balsamico, un cucchiaio.
- Aglio in polvere, un cucchiaino.
- Basilico secco, un cucchiaino.
- Cipolla tritata, una
- Timo secco, un cucchiaino.
- Pepe macinato, un cucchiaino.
- Cipolla in polvere, un cucchiaino.
- Origano secco, un cucchiaino.
- Sale a piacere
- Peperone rosso, affettato, uno.
- Petto di pollo, extra magro, mezzo chilo.

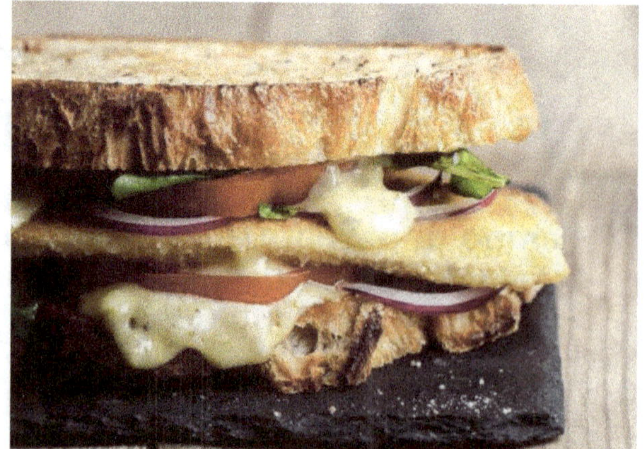

Preparazione:

1. In una pentola a cottura lenta, unisci il pollo, la cipolla e il peperone.

2. Versare nella pentola l'acqua con le erbe e le spezie.

3. Cuocere a fuoco basso per 4 ore.

4. Affettate sottilmente il pollo e disponetelo tra due fette di pane leggermente tostato.

5. Puoi anche aggiungere la salsa che preferisci.

6. Il tuo piatto è pronto.

7. Offerte di pollo croccanti

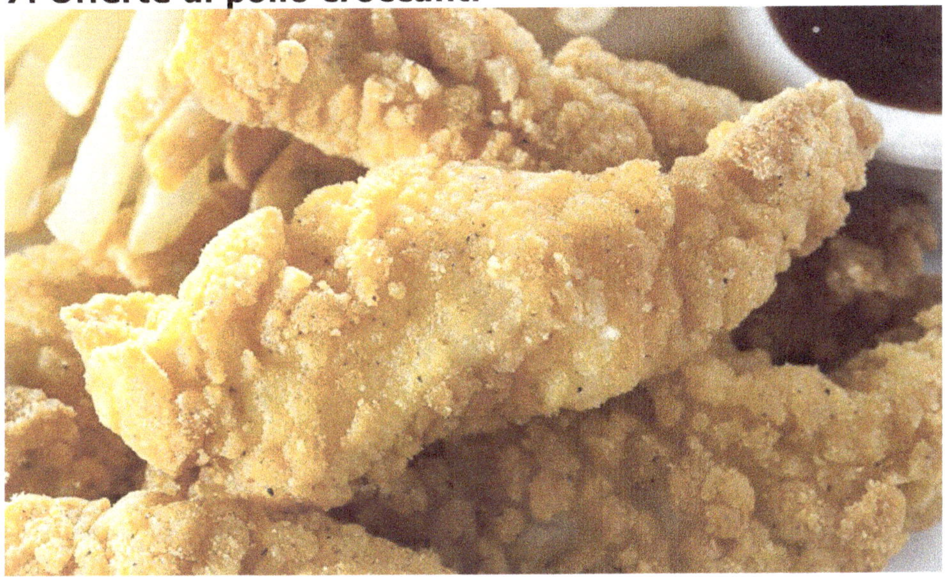

Tempo di preparazione: 10 minuti | Tempo di cottura: 20 | Tempo totale: 30 minuti| Resa: 6 porzioni.

Ingredienti:

- Aneto essiccato in polvere, mezzo cucchiaino.
- Aglio, tritato, mezzo cucchiaino.
- Olio extra vergine di oliva, tre cucchiai.
- Pepe appena macinato a piacere.
- Prezzemolo secco, un cucchiaino.
- Uovo, uno.
- Pangrattato integrale, mezza tazza
- Basilico secco, mezzo cucchiaino.
- Pezzi teneri di pollo surgelati, un chilo
- Sale a piacere
- Polvere di cipolla secca, mezzo cucchiaino.

Preparazione:

1. Unisci l'aneto essiccato, il basilico essiccato, i pezzi di pollo, la cipolla secca in polvere, il pepe, il sale e il prezzemolo in una grande ciotola.
2. Lasciarlo coperto per 10 minuti.
3. Dopo 10 minuti, immergete ogni pezzo ammorbidito nell'uovo, seguito dal pangrattato integrale.
4. Friggere questi pezzi morbidi in olio extra vergine di oliva, quindi guarnire con prezzemolo fresco prima di servire.

8. Pollo al forno con verdure miste
Tempo di preparazione: 5 minuti | Tempo di cottura: 20 | Tempo totale: 25 minuti| Resa: 2 porzioni.

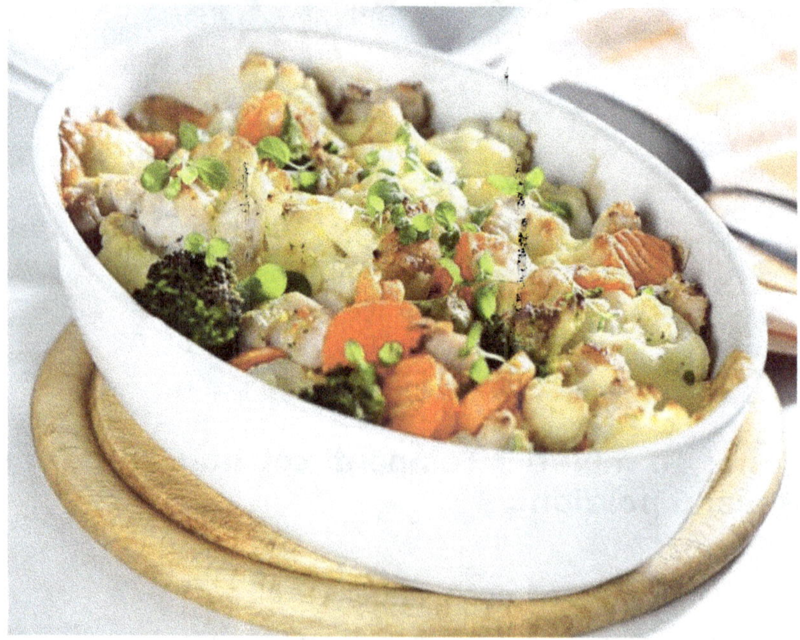

Ingredienti:

- Succo d'arancia, tre cucchiai.
- Origano secco, un cucchiaino.
- Carote, mezza tazza
- Patate, mezza tazza
- Petto di pollo, un chilo
- Olio extra vergine di oliva, tre cucchiai.
- Aglio tritato, un cucchiaio.
- Bulbo di finocchio, uno

- Vino bianco, una tazza
- Pepe a piacere
- Sale a piacere
- Asparagi, mezza tazza
- Foglie di alloro, due.

Preparazione:

1. Preriscaldare il forno a 375 gradi Fahrenheit.
2. Unisci tutti gli ingredienti in una ciotola, copri con un foglio di alluminio e inforna per 15-20 minuti.
3. Togli la teglia dal forno e guarnisci con carote, patate e asparagi arrostiti.
4. Puoi servirlo con riso o verdure arrostite.

9. Panini con manzo italiano

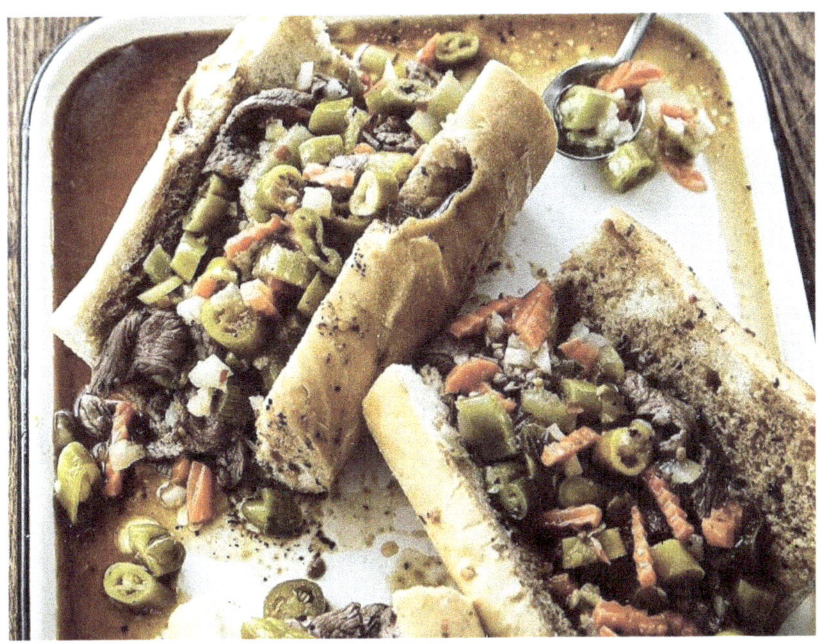

Tempo di preparazione: 10 minuti | Tempo di cottura: 7 ORE | Tempo totale: 7 ORE. 10 minuti| Resa: 4 porzioni.

Ingredienti:

- Fette di pane, 8-10
- Manzo, extra magro, una libbra
- Cipolla in polvere, un cucchiaino
- Basilico secco, un cucchiaino.

- Cipolla tritata, una
- Pepe macinato, un cucchiaino.
- Sale a piacere
- Peperone rosso, affettato, uno
- Timo secco, un cucchiaino.
- Aceto balsamico, un cucchiaio.
- Aglio in polvere, un cucchiaino.
- Origano secco, un cucchiaino.

Preparazione:

1. In una pentola a cottura lenta, unisci la carne di manzo, la cipolla e il peperone.

2. Versare nella pentola l'acqua con le erbe e le spezie.

3. Cuocere a fuoco basso per 7 ore.

4. Affettate sottilmente la bistecca e disponetela tra due fette di pane leggermente tostato.

10. Manzo cremoso alla Stroganoff e funghi

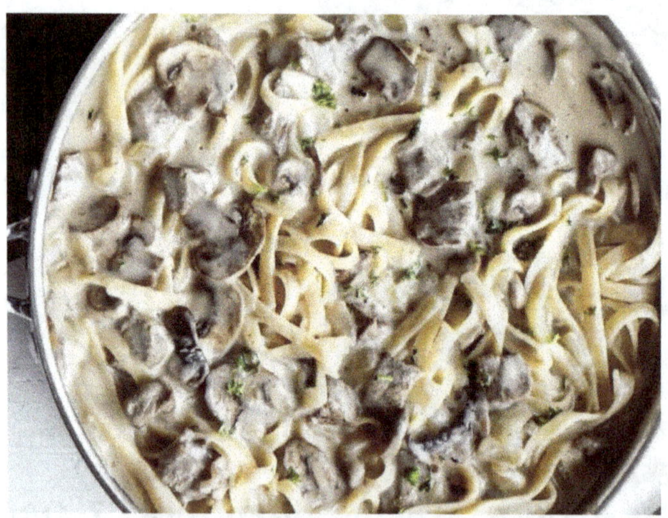

Tempo di preparazione: 10 minuti | Tempo di cottura: 20 | Tempo totale: 40 minuti| Resa: 2 porzioni.

Ingredienti:

- Yogurt greco magro, mezza tazza.
- Pomodoro, tagliato a cubetti, uno di media grandezza.
- Olio extra vergine di oliva, tre cucchiai.

- Spray da cucina antiaderente.
- Strisce di manzo, extra magra, una libbra
- Aneto secco, mezzo cucchiaino.
- Acqua, una tazza
- Brodo di manzo, una tazza
- Farina integrale, due cucchiai.
- Timo secco, mezzo cucchiaino.
- Cipolla tritata, metà
- Sale a piacere.
- Funghi, affettati, mezza tazza.
- Salsa Worcestershire, un cucchiaino.
- Prezzemolo, mezza tazza, tritato finemente.

Preparazione:

1. In una padella, cuocere le striscioline di manzo finché non saranno dorate.

2. In una padella separata, scaldare l'olio d'oliva e le cipolle per due o tre minuti.

3. Cuocere per qualche minuto dopo aver aggiunto i funghi, quindi aggiungere la salsa Worcestershire e cuocere per altri pochi minuti.

4. Cuocere a fuoco lento per dieci minuti con acqua, brodo, timo essiccato, sale, farina integrale, aneto essiccato e pomodori.

5. Incorporate lo yogurt fino a quando non sarà completamente sciolto.

6. Incorporare le strisce di manzo e il prezzemolo.

7. Il tuo piatto è pronto.

CONCLUSIONE

Secondo l'American Society of Metabolic and Bariatric Surgery, puoi aspettarti di perdere almeno il 50% del peso in eccesso dopo un intervento chirurgico alla manica gastrica in 18-24 mesi. Alcune persone perdono il 60-70% del loro peso corporeo.

Tuttavia, la sola chirurgia non è sufficiente per perdere peso. Dovrebbero essere intraprese azioni deliberate per mantenere il peso sotto controllo dopo l'intervento chirurgico. Devi impegnarti a seguire un programma dietetico specifico, fare attività fisica regolarmente e rimanere motivato verso il tuo obiettivo.

Ti incoraggio a rimanere concentrato e a seguire le ricette e le linee guida contenute in questo libro.
Ti auguro una vita sana!

Grazie per essere arrivato alla fine di questo libro.

Il tuo feedback è molto importante per me. Considera l'idea di lasciare una recensione onesta.